ラジオ体操は65歳以上には向かない

戸田佳孝
戸田リウマチ科クリニック院長

太田出版

はじめに
――「ラジオ体操さえすれば健康でいられる」は間違い

数年前から「ラジオ体操」が再び注目され、大きなブームになっているようです。

ラジオ体操の解説本がいくつも出版され、中にはシリーズ累計で100万部を超えるベストセラーになった本もあります。健康を維持するのに理想的な体操とされていることもあって、とくにご高齢の方で毎朝熱心にラジオ体操を続けている人が少なくありません。

体操は、いつでもどこでも誰もが手軽に行えることが重要です。*1「誰もができる」という面では、記憶力の旺盛な子どもの頃に教えられたラジオ体操は、優れた体操だと言えるでしょう。

私も子どもの頃にラジオ体操を習い、運動会やプールの準備体操として、事ある毎にラジオ体操を行ってきました。小学校の夏休みに朝のラジオ体操会に通い、年配の方々と一緒に体を動かした経験がある人も多いはずです。

この光景は、世代を超えて繰り返されてきました。ＮＰＯ法人全国ラジオ体操連盟のホームページによると、１９２８（昭和3）年11月に旧「ラジオ体操第二」の放送が開始され、１９３０（昭和5）年7月には早くも、東京神田和泉町でラジオ体操の会（子どもの早起き大会）が始まっています。この頃から、ラジオ体操会は瞬く間に全国に広がっていきました。

このように、早朝にラジオ体操をする習慣は、戦前から綿々と続いているのです。その後、ラジオ体操は何度か改定され、１９５１（昭和26）年5月に現在の「ラジオ体操第一」の放送が開始されました。

ラジオ体操第一は日本人の身体に刷り込まれていて、そのメロディーが聞こえてくれば、ほとんどの日本人が自然と体を動かしてしまいます。だからこそ、ラジオ体操を一緒に行うことによって、世代を超えた連帯感が生まれるのでしょう。

ただし体操は、年齢や体力などに応じて、その運動内容を変えることも必要です。子どもとおとな、若者と高齢者とでは、体の条件が違うからです。それから考えると、ラジオ体操第一には「誰もができる」という優れた面はありますが、「誰にでも適した」体操と言うには無理があります。

とくに高齢者には、ラジオ体操は向いていません。なぜなら、これからこの本で詳述する通り、ひざや腰に負担をかける運動だからです。にもかかわらず、今、最も熱心にラジオ体操を続けているのは、まさに65歳以上の高齢者の方々です。

ラジオ体操をしていたのに、ひざや股関節が悪化したAさん

整形外科医である私のクリニックを訪れる患者さんにも、ラジオ体操を続

けている方がたくさんおられます。たしかに適切に行えば、ラジオ体操は健康を維持するのに一定の効果があります。しかし実際には、「逆効果になっているのでは？」と思わざるを得ない方が何人もおられます。

右ひざの痛みを訴えて来院されたAさん（当時68歳）も、そんなお一人でした。

レントゲンを撮ってみると、Aさんの右ひざは典型的な「変形性ひざ関節症」でした。東京大学医学部附属病院22世紀医療センターの研究によると、変形性ひざ関節症は推定で全国に3040万人（日本人の4人に1人）もいる病気です。*2

私は自分の病院に初めて来てくださった患者さんには、必ず「何か運動をしていますか？」と質問することにしています。その理由は、運動する習慣があるかどうかで、治療や指導の仕方が異なってくるからです。

Aさんにも私は同じ質問をしました。これに対し、Aさんは胸を張ってこう答えました。

「はい、10年間、毎朝欠かさずラジオ体操をしています」

Aさんがラジオ体操をしていることを知った私は、次のように伝えました。

「ラジオ体操は高血圧などにはいい運動ですが、それだけではひざを伸ばす力は強くなりません。ひざの裏で枕を押す筋力トレーニングも行ってくださいね」

私はAさんに筋力トレーニングの方法（第4章参照）を指導し、1ヵ月おきにAさんのひざを伸ばす筋力を計測しました。しかし、筋力は一向に上がりませんでした。私はAさんに、トレーニングをしっかりやっていただくようあらためて指導したのですが、Aさんはこうおっしゃいました。

「ラジオ体操の後、ウォーキングも始めたので大丈夫です」

私は「ラジオ体操もウォーキングも、筋力トレーニングにはなりませんよ」と注意しました。しかしその後、Aさんはしばらく当院に来なくなりました。

半年後、久しぶりに現れたAさんは「今度は左ひざが痛くなった」とおっしゃって、当院を受診されました。最初に痛いといって受診された右ひざは、市民病院で手術を受けて人工関節になっていました。

私は何度もAさんに筋力トレーニングの重要性を説明しましたが、あまり熱心に行ってくれず、左ひざにもあまり効果はなかったようでした。

そして、右ひざの手術をして2年後、「今度は右の股関節も痛くなってきた」というので、レントゲン写真を撮ってみました。その結果、Aさんは股関節も変形性関節症になっていたのです。

できるだけ手術しないで維持する健康

私は18年前に開業してから一貫して、「手術をしない治療法」(医学的には「保存的療法」と呼ばれます)の研究を続けてきました。

その経験から断言できますが、筋力トレーニングを中心とする保存的療法をしっかりと行えば、変形性ひざ関節症になっても9割以上の患者さんは手術せずに治せます。*3

それだけに、右ひざ、左ひざ、右股関節と次々に悪化していったAさんのケースは、私にとっても、非常に残念でした。

「外科」の二文字にも現れているように、整形外科の学会では常に「手術」

に関する話題が9割を占めており、「手術をしない治療法」の話題はほとんど出ることがありません。

そんななかで私が手術をしない保存的療法を志したのは、高校時代にお世話になった家庭教師の福田先生に影響を受けたからです。

先生はひどい関節リウマチでしたので、福田先生が階段を降りる際には、私は肩を貸しながら「将来、整形外科医になって先生のひざを治してあげるからね」と言っていましたが、その時の先生の「整形外科の医者は、すぐに手術と言うけど、私は手術を絶対したくない」という言葉は今でも忘れられません。

体にメスを入れる恐怖はもちろんでしょうが、「もし悪い方に転んだら…」という不安も大きいのでしょう。

実際に整形外科医になってみて、あらためていまだに患者さんの大部分が「できることなら手術は受けたくない」と思っていらっしゃることを痛感します。

だからこそ、健全な日常生活を維持しながら行うことが可能な保存的療法は、とくにお年寄りにとって、非常に重要だと私は考えています。

ラジオ体操には下半身の運動が少ない――高齢者には欠かせない、脚の筋力トレーニング

ラジオ体操やウォーキングなどの有酸素運動（呼吸しながらする運動）は持久力を高めますし、高血圧など内科的疾患の改善にも効果があります。

しかし、筋力トレーニングなどの無酸素運動（呼吸を止めて力を出す運動）をしないかぎり、筋肉は年齢とともにどんどん衰えていきます。なかでも脚の筋肉は腕の筋肉に比べて老化しやすく、曲げる筋力より伸ばす筋力のほうが老化しやすいことがわかっています。

ひざを伸ばす筋力はとくに衰えやすく、30歳での筋力を100％とすると、70歳では60％にまで低下します。*4 だからこそ、高齢者にはひざを伸ばす筋力

トレーニングが欠かせないのです。

しかし、ラジオ体操は上半身（腕を回すなど）の運動が中心で、ひざを伸ばす筋肉を鍛える運動がありません。

Aさんのように、ラジオ体操の後にウォーキングを行っている人も多いようです。しかし、ラジオ体操とウォーキングを組み合わせて行っている人のひざを伸ばす筋力は、運動習慣のない人の筋力と互角でした（具体的なデータは第1章参照）。

ですから、ひざを守る運動としてはウォーキングも不向きなのです。

私はこの本で、「ラジオ体操は高齢者の体に悪い」とまで言うつもりはありません。ただ、ラジオ体操には不思議な魅力があって、ラジオ体操だけで

十分と信じてしまう人が多いようなのです。実は、そこに落とし穴がありま
す。

ラジオ体操にはいい面もあれば、足りない面もあります。その人の年齢や体力、病状によっては、逆効果になることさえあり得るのです。とくに、ひざが痛む人の多い高齢者には、ラジオ体操はあまり向いていません。

ラジオ体操をするにしても、その点をよく理解したうえで行い、足りないところは適切な運動で補うべきなのです。

この本を読んでいただければ、ラジオ体操のどこがよくて、どこが足りないか、それを補うのにどんな筋力トレーニングをすればいいのかご理解いただけるはずです。

なお、この本では根拠となる文献を可能な限り示しました。医学論文は投

稿さえすれば載せてもらえるものではなく、審査員の批評に沿って訂正されてから掲載されます。私自身も医師になって30年間、保存的療法に関する沢山の研究をして、沢山の論文を書いてきました。

私は明石家さんまさんが司会の『ホンマでっか?!TV』（フジテレビ系）にこれまでに22回出演しましたが、そのときにも発言内容に関する根拠となった論文を提出することが義務づけられています。

同様に、健康に関する一般書籍も、自分の体験やアイデアだけではなく、根拠となる研究を明らかにしながら書かれるべきだと考えています。

ですから本書では、根拠となる文献を明示し、さらに私のクリニックの患者さんを対象に調査も行いました。本書を通して読んでいただければ、私がこの本で主張している内容が、決して根拠のない独りよがりのものではないことをご理解いただけるはずです。

２０３５年には団塊の世代の方々が75歳以上の後期高齢者となり、空前の超高齢社会になると予測されています。来るべき時代に備えるためにも、ひとりでも多くの方が最後まで自分の脚で歩ける生活を送られることを、私は心から願っています。

そのためにもぜひ、多くの方々に本書を読んでいただき、まずはご自身の「ラジオ体操」を見直していただければと思っています。

最後まで疲れずに、この本を読んでいただければ幸いです。

２０１６年２月　戸田佳孝

ラジオ体操は65歳以上には向かない　目次

第2章 ラジオ体操の「効果」を検証する

序　章　なぜ、ラジオ体操が65歳以上には向かないか

整形外科医として見ると、
ラジオ体操は上半身に比べて
下半身の効果的な運動が少ない体操です。
ラジオ体操をやっているだけでは
ひざを守ることができず、
特に高齢者はむしろ悪化すらさせてしまう
危険があるのです。

高齢者の方々には、着地で前に倒れそうになることへの恐怖心から、実際にジャンプをせず、ひざを軽く曲げて跳んだ真似をする方が少なくありません。

軽く曲げるだけならジャンプよりひざに負担をかけないだろうと思われるかもしれません。しかしこの動作でも実は靭帯が傷みやすく、ひざにはあまりよくありません。

→くわしくは第１章へ

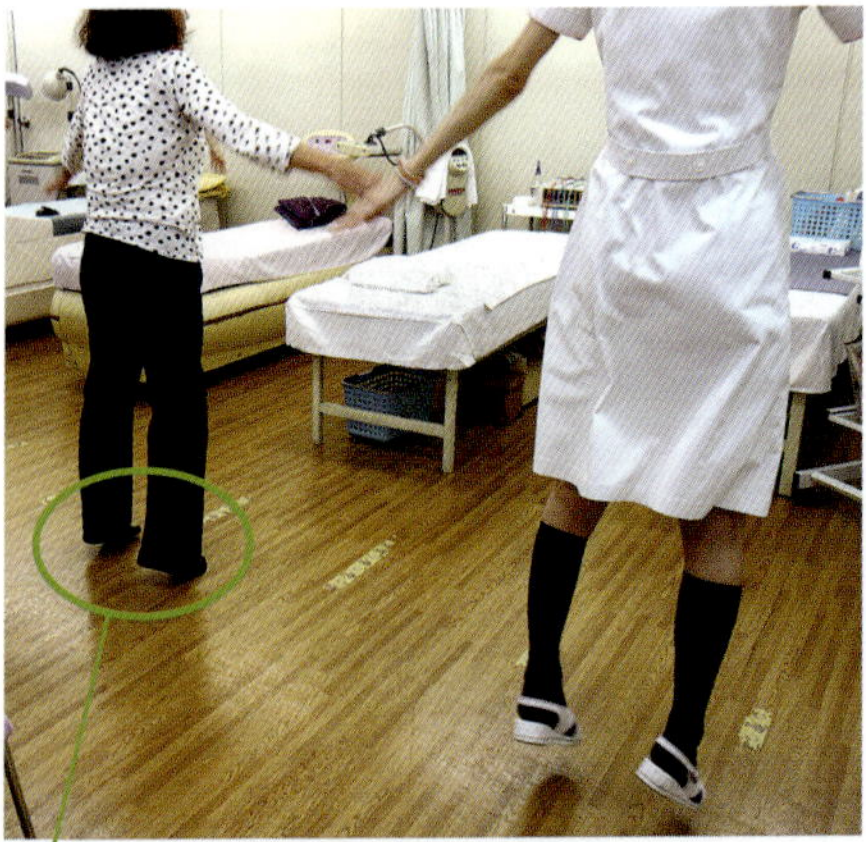

右の人のように実際に跳ばず、跳ぶ真似だけしています

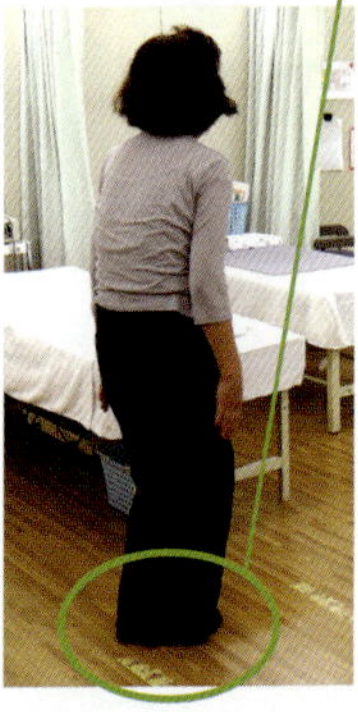

着地状態ですが、背骨やひざが曲がっています

ラジオ体操で
ひざに負担をかける動きその1

体操第1と第2の「両脚で跳ぶ運動」

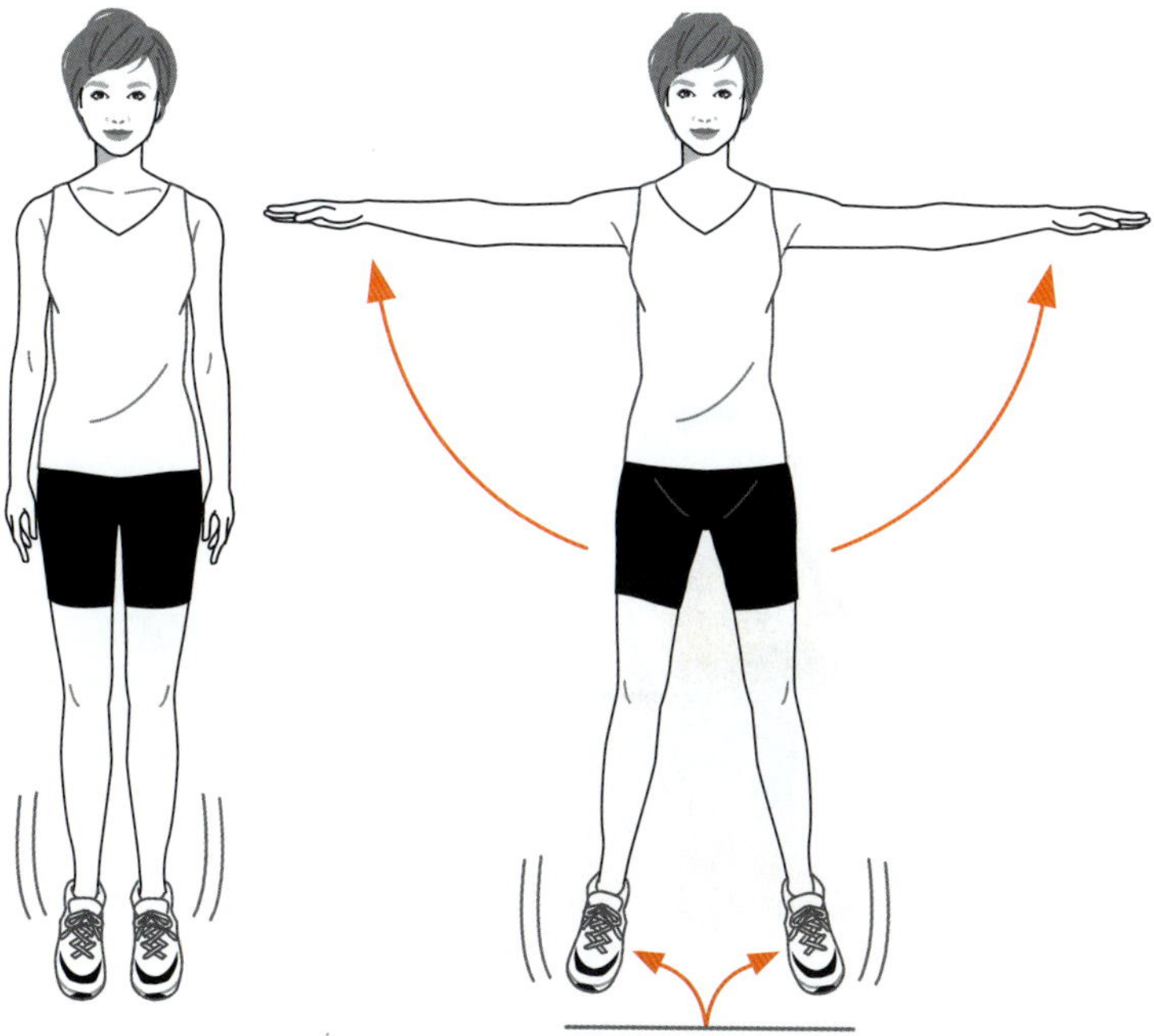

ジャンプに恐怖心を持っている方の多くは実際には跳ばず、ひざと股関節を過度に曲げ、片脚跳びの真似をします。しかしこの動作でも、反対側のひざに大きな負担がかかります。

ひざが悪い人がラジオ体操をする場合には、ジャンプをする運動では上半身だけ動かして、下半身は動かさないようにしたほうが無難です。

→くわしくは第1章へ

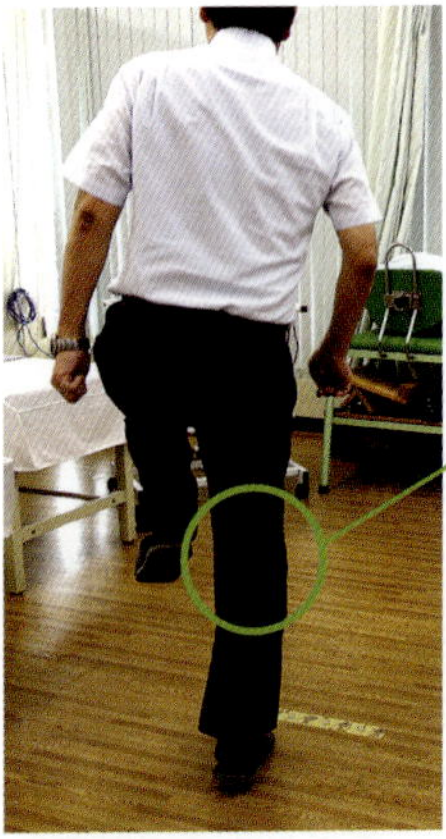

支える脚のひざに
大きな負担がかかる

ラジオ体操で
ひざに負担をかける動きその2

体操第2の「片脚跳び」

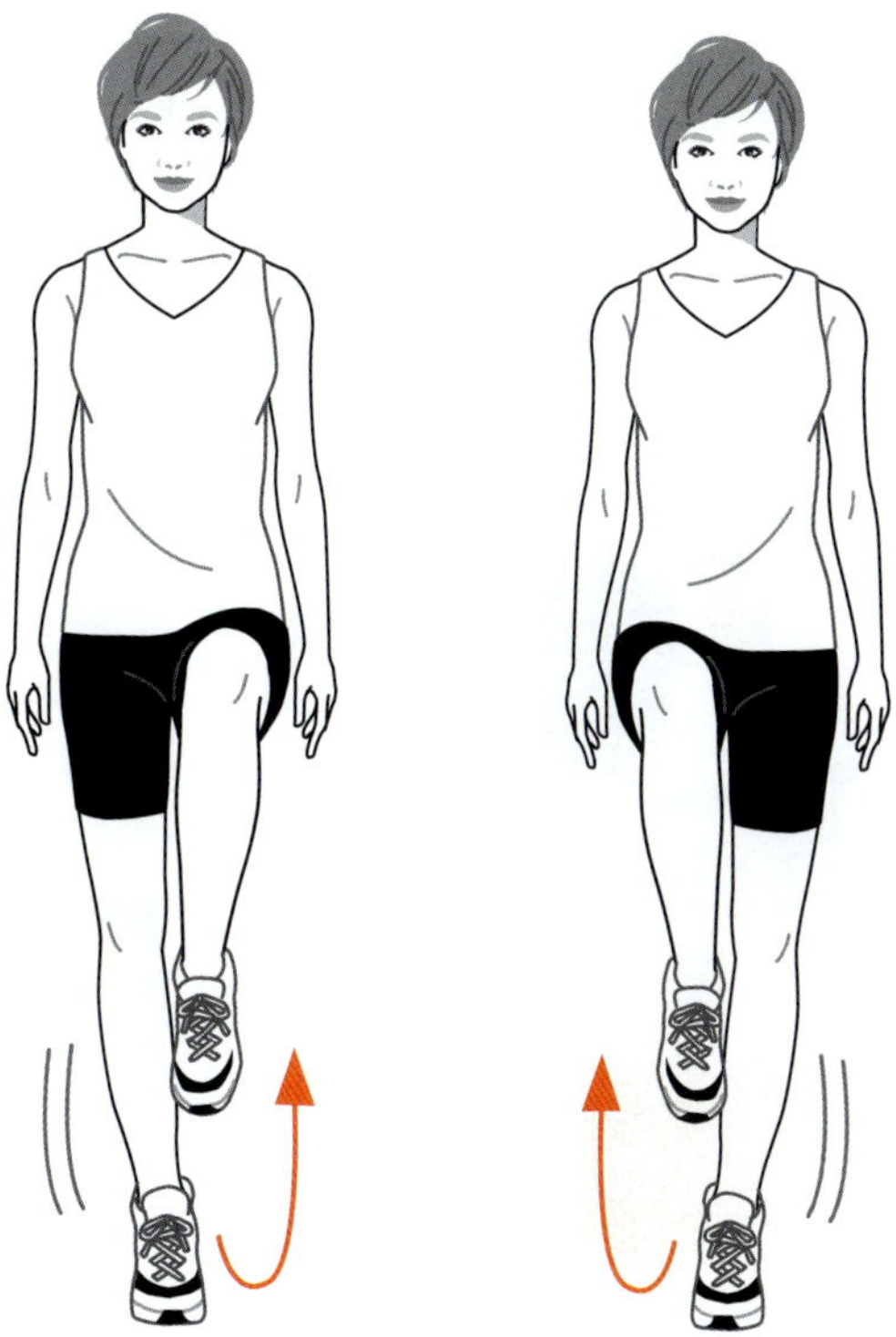

高齢になり腰が曲がってくると、それを支えている骨盤がバランスをとるために後ろに傾きます。そんな状態で体を前屈させて腕を振ると、骨盤の曲がりが少ないために腰椎の曲がりが大きくなり、腰に大きな負担がかかってしまいます。

→くわしくは第１章へ

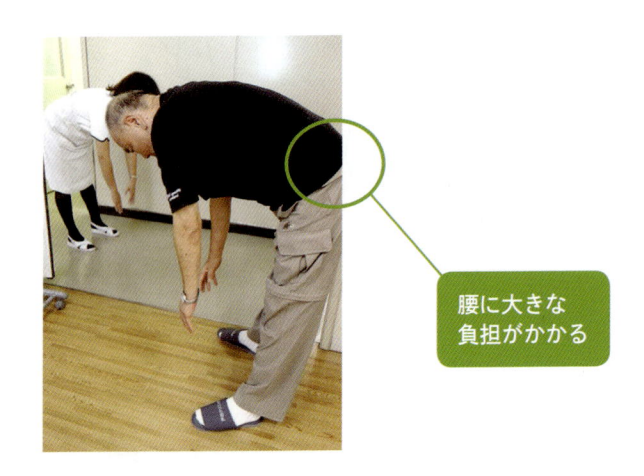

ラジオ体操で
腰に負担をかける動きその1

体操第1と第2の「体を前後に曲げる運動」

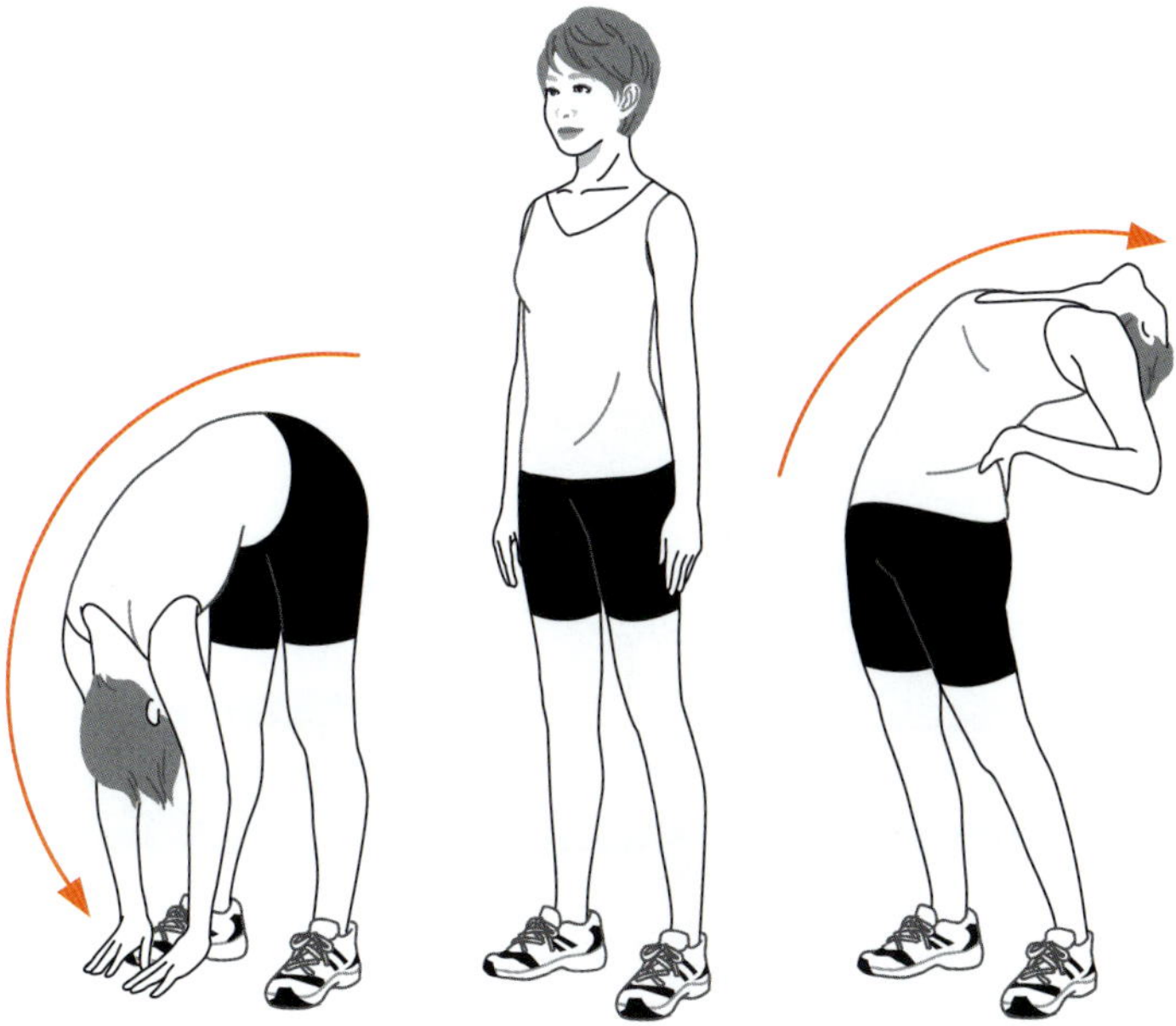

これらの運動を高齢者が行うと、背骨を柔軟にするどころか、腰痛を悪化させる危険性があります。

腰が曲がってきた人や腰痛のある人は、ラジオ体操の「体を前後に曲げる」運動はしないほうがいいのです。

→くわしくは第1章へ

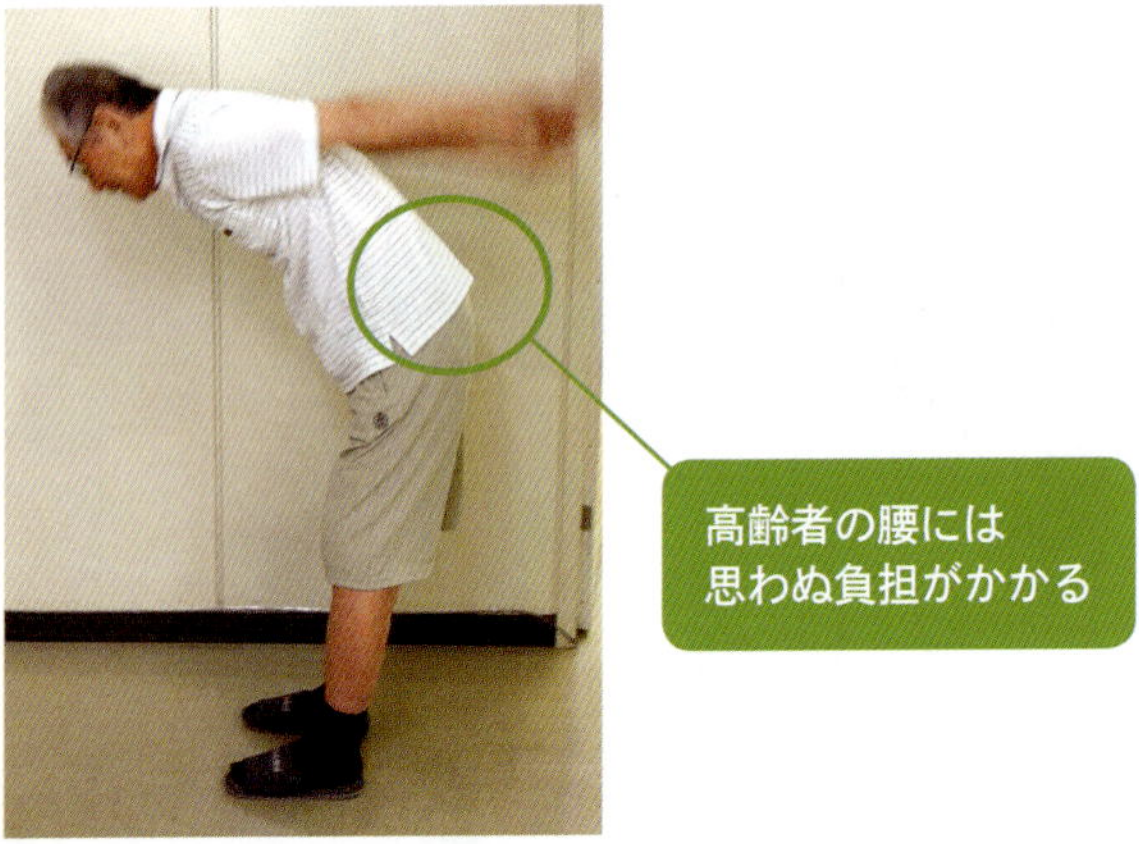

ラジオ体操で腰に負担をかける動きその2

体操第2の「体を倒す運動」

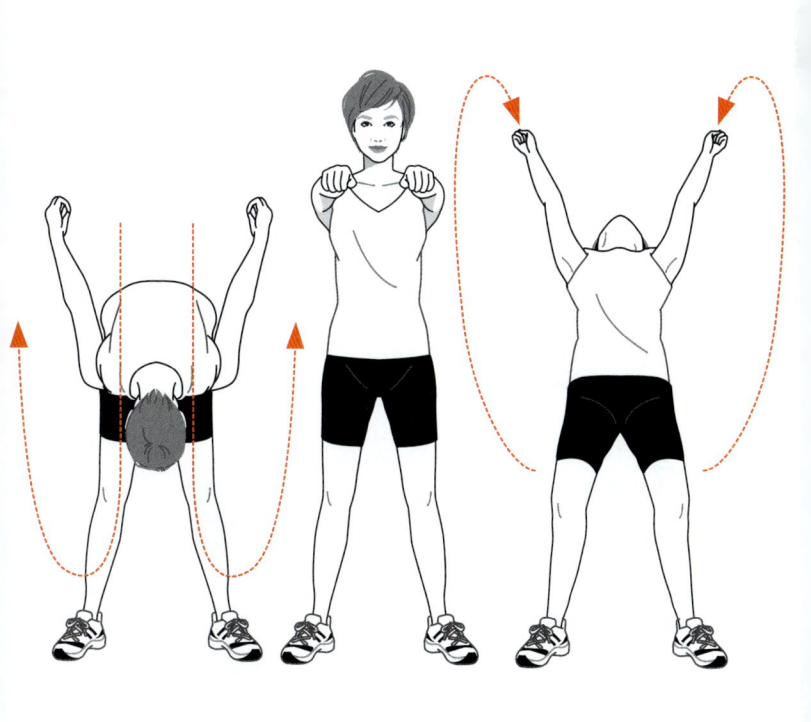

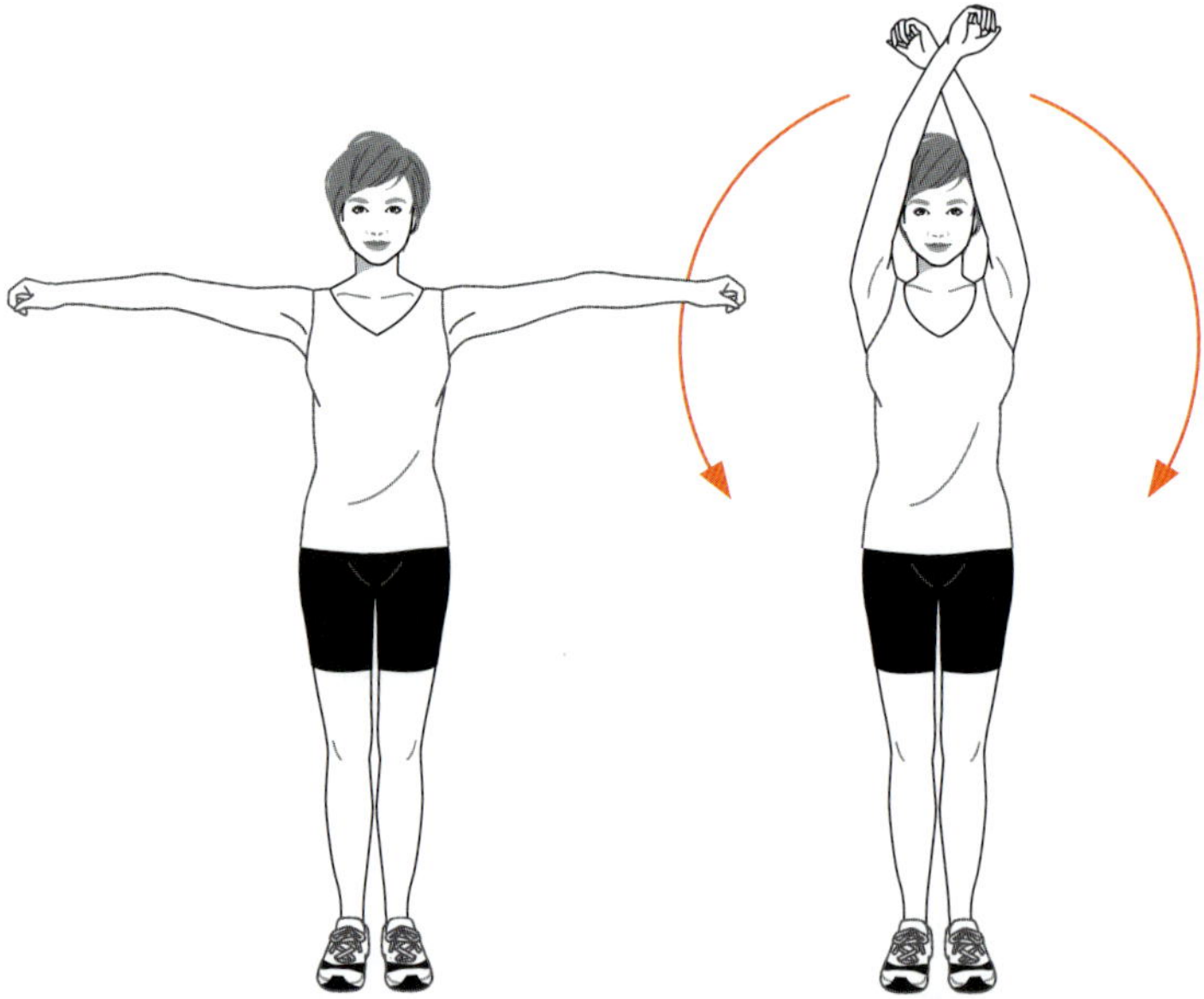

それでは肩の筋肉を使いませんので、肩関節を柔軟にし、肩こりや首筋の疲れをとることはできません。

→くわしくは第１章へ

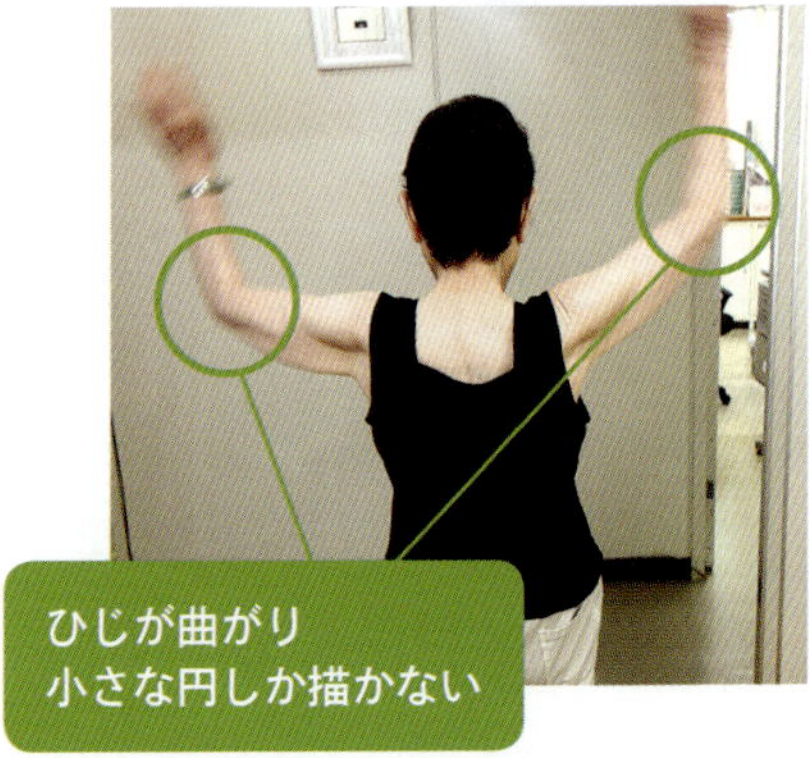

間違ったラジオ体操 その1

体操第1の「腕を回す運動」

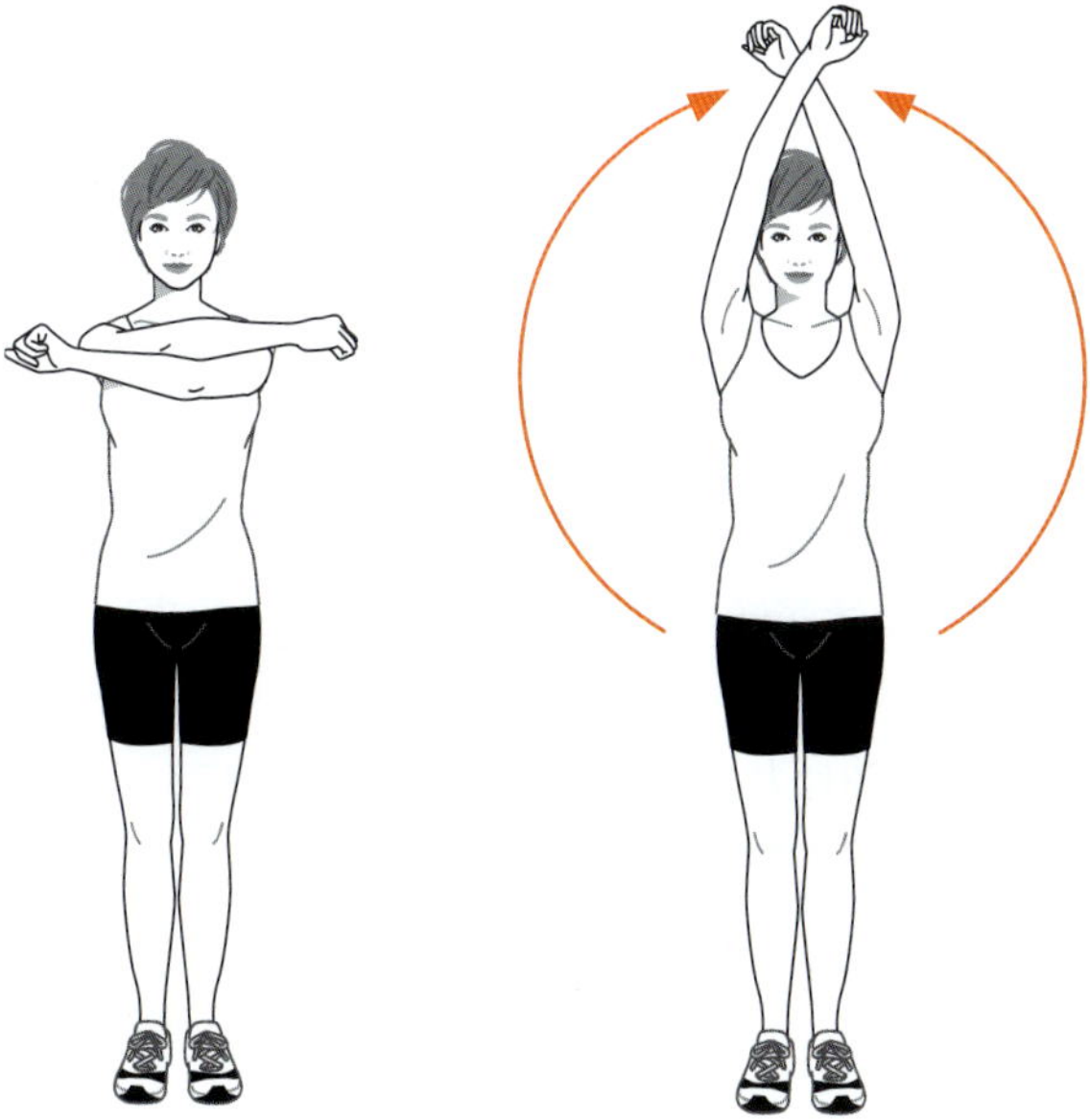

本来はひじを伸ばし、肩を外側にあげる肩の筋肉（三角筋）を使って、体の前で大きな円を描くように腕を回す運動です。しかし、ひじを曲げて体の前で小さな円を描く方が少なくありません。

ひじを伸ばして三角筋がだるくなるのを避けるために、無意識にひじを曲げる上腕の筋肉を使って、腕が回っているように見せてしまうのです。

本来はひじを伸ばし、前かがみにならないように胸のあたりの背骨（脊椎上部の胸椎部）を曲げる運動です。

しかし、背骨をほとんど曲げずにひじを曲げて行う方がいらっしゃいます。体を傾けたときに片方の脚に多く体重をかけると、バランスが不安定になるからです。そのため、上半身だけ傾けて、ひじを曲げて体が傾いているように見せてしまいます。

ひじを曲げただけでは、背骨を柔軟にしたり、消化管の働きを促進することには結びつきません。

→くわしくは第１章へ

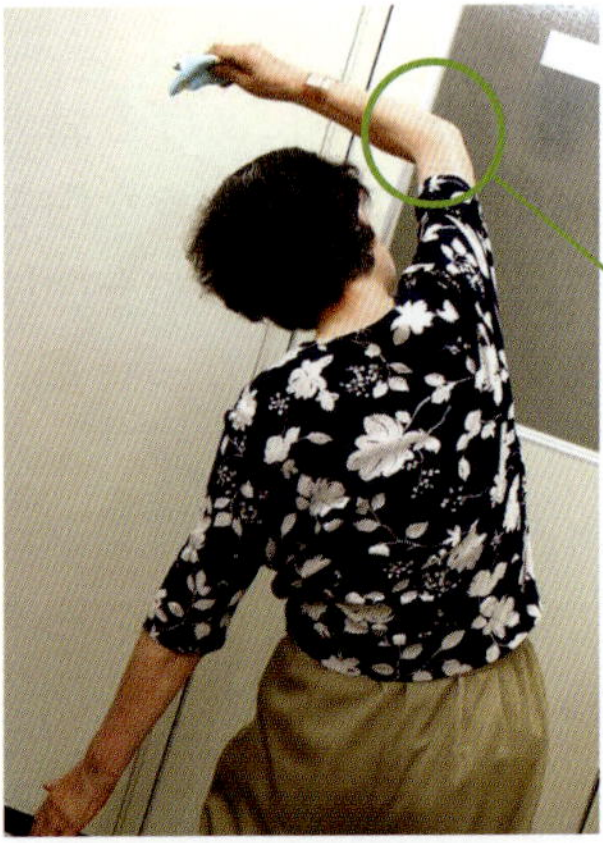

ひじを
曲げてしまっている

間違ったラジオ体操 その2

体操第1の「体を横に曲げる運動」

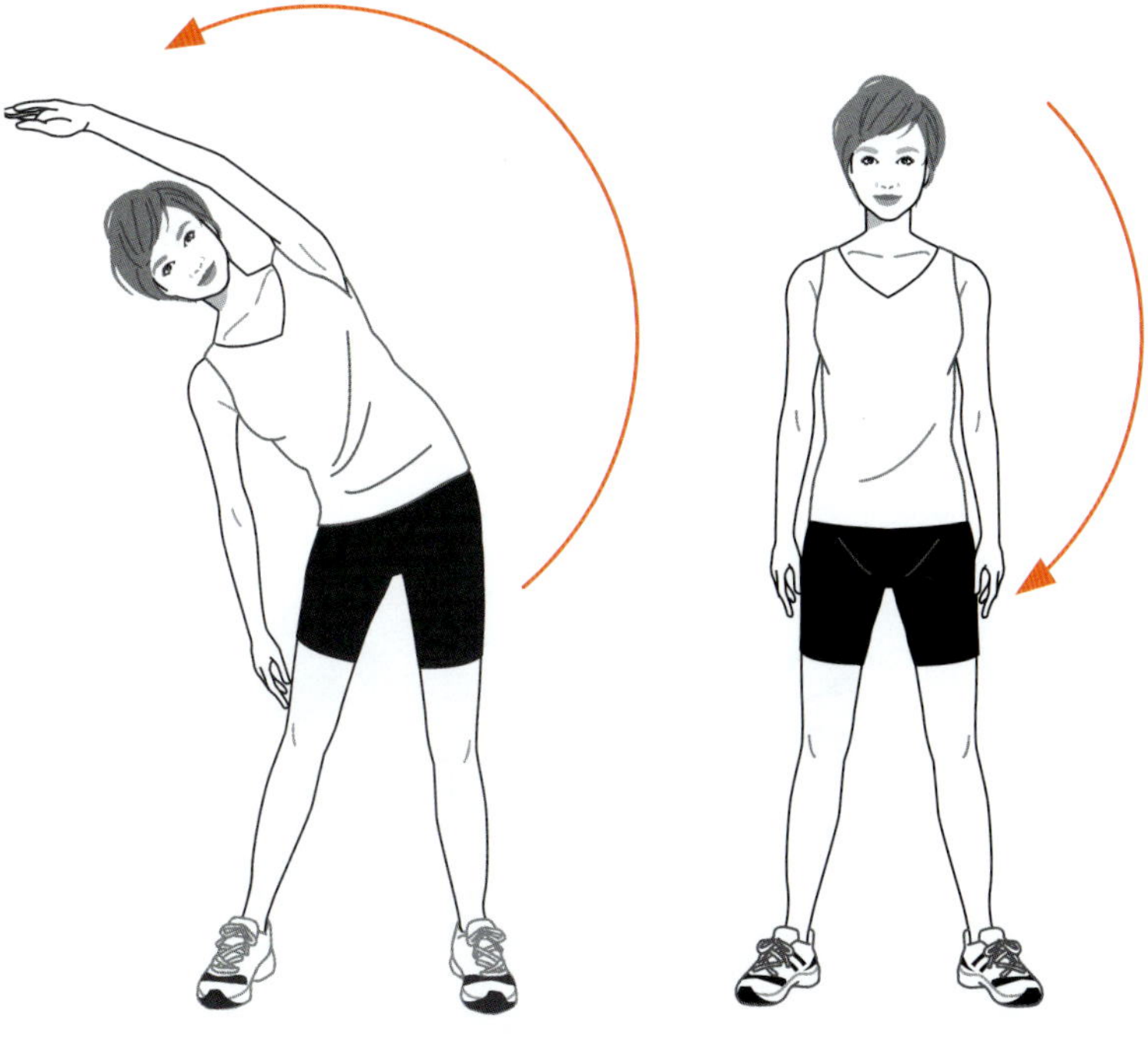

本来は脚を固定して腕を伸ばし、その重さを利用しながら腕を振り上げ、よい姿勢で体をねじる運動です。

しかし、腕を曲げたまま体の回転の反動を使って、ほとんど真横に腕を振るだけの方がいます。腕を振り上げるのに必要な肩の外側の筋肉に負担をかけたくないためでしょう。

腕を真横に振るだけで振り上げなければ、背骨を柔軟にしたり内蔵諸器官の働きを促進するこには結びつきません。

→くわしくは第１章へ

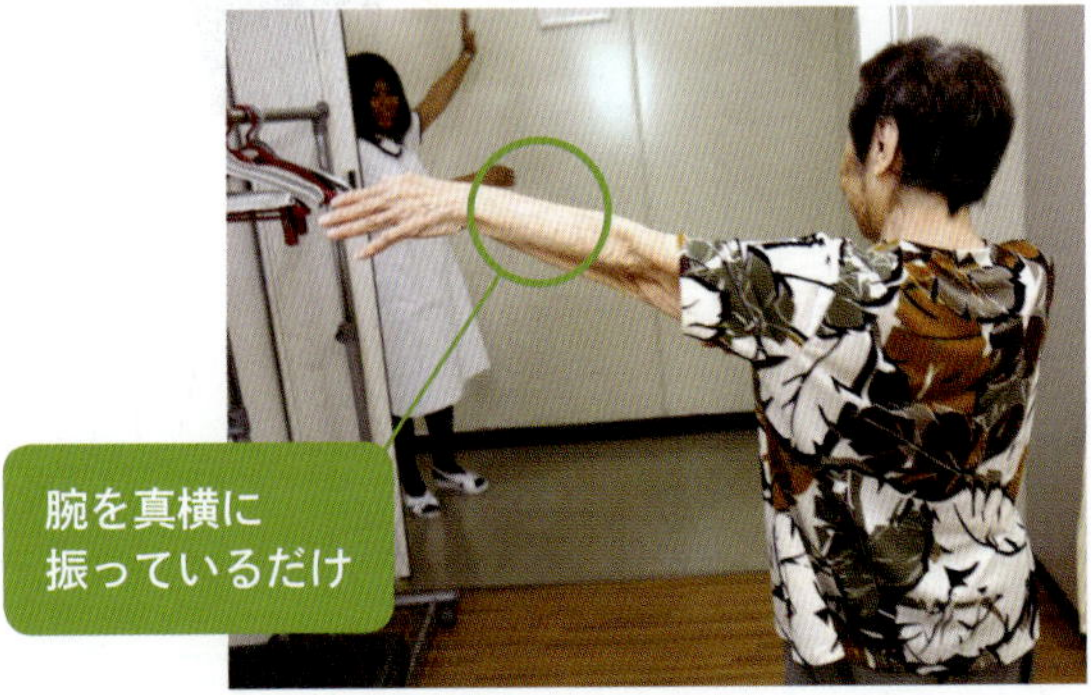

間違ったラジオ体操 その3

体操第1の「体をねじる運動」

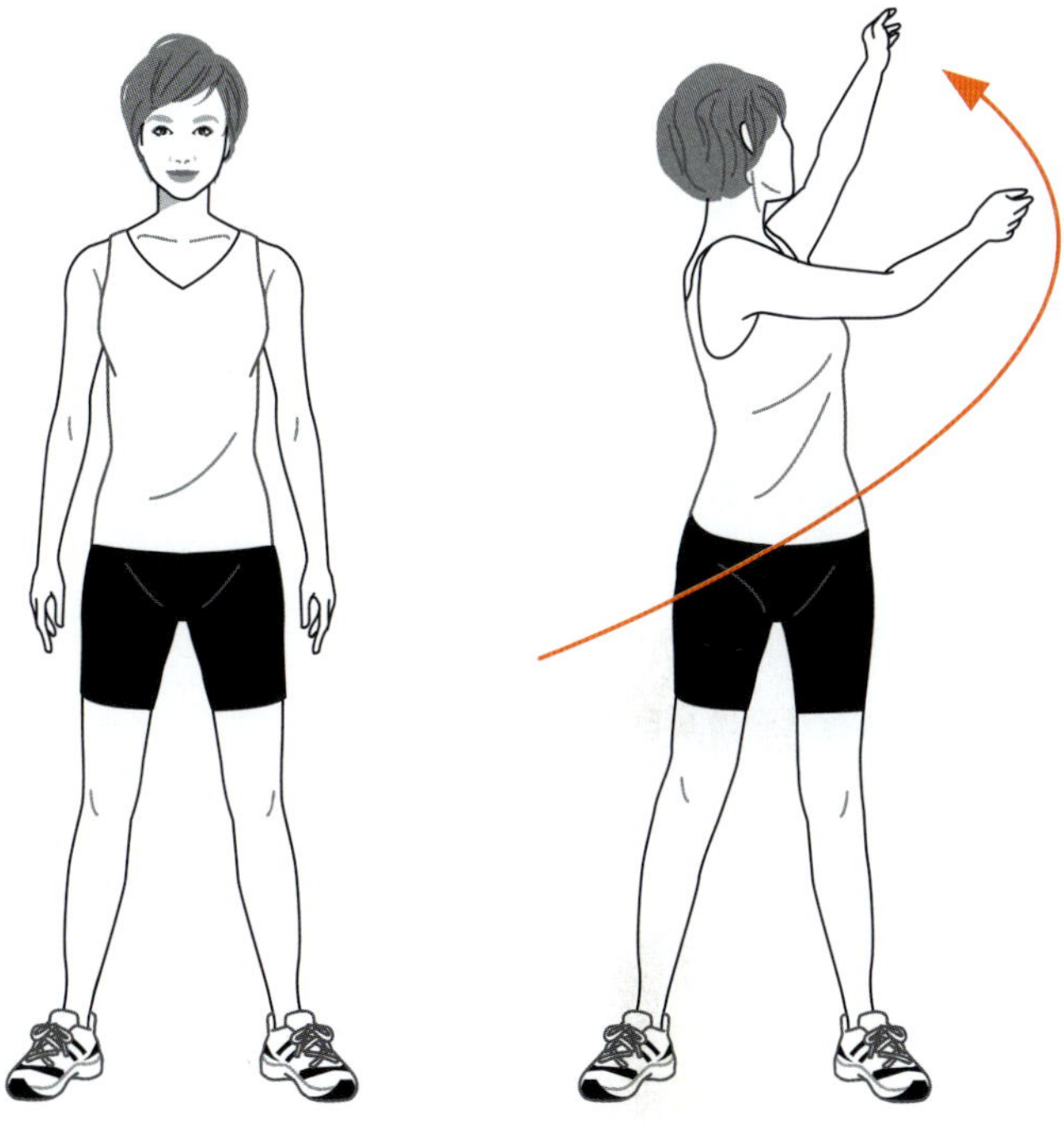

思い当たる動きはありませんでしたか？

ラジオ体操でとくに注意していただきたい点をまとめると、以下3つになります。

▷ひざに負担のかかる跳躍の動き

（体操第一の11番め、第二の8番め、11番め）

▷腰に負担のかかる前屈の動き

（体操第一の6番め、第二の6番め）

▷不完全なまま行われやすい上半身の動き

（体操第一の3番め、5番め、7番め）

これらの動作には、とくに気をつけましょう。

「じゃあ、どんな運動をすればいいの？」

ご安心ください。
ただ単に「ラジオ体操をやめる」のではなく、
ラジオ体操の欠点を補足し、
自分の体をより長く健康に保つための運動を、
これからご紹介します。

ために その1

STEP 2

最大筋力の80％の目盛になるようにトイレットペーパーを数回押さえつけます。たとえば最大筋力が8.0kgだった場合、トレーニングを行うときの目安は8.0 × 80％ = 6.4kgになります。

この80％の力の入れ具合を感覚でつかみましょう。

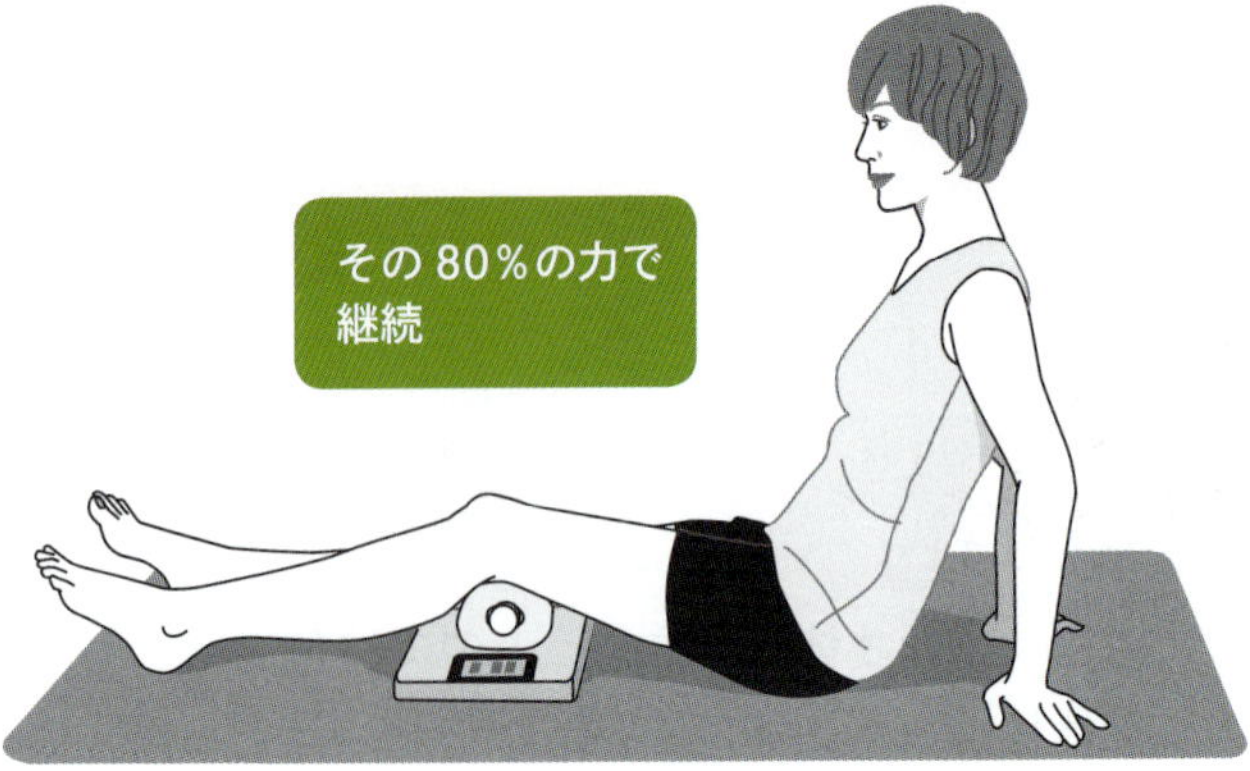

STEP 3

枕やバスタオルを丸めてひざの下に置き、ワンセット30回として、この80％の力で押さえつけます。感覚をつかめば、毎回体重計を使う必要はありません。

→くわしくは第4章へ

ラジオ体操で体を傷めない

ひざ筋力を鍛えるトレーニング

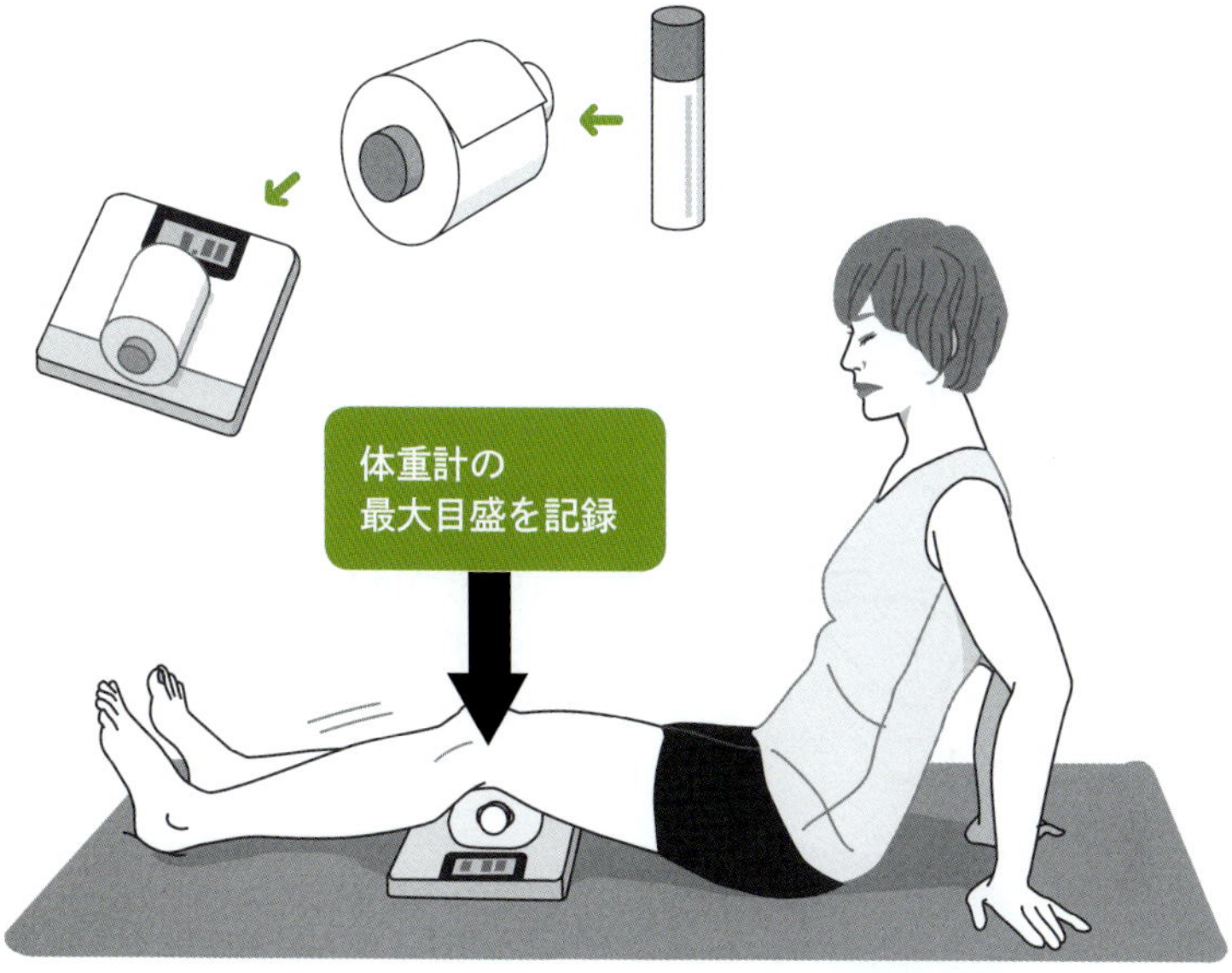

STEP 1

芯にスプレー缶など固い筒状のものを挿入したトイレットペーパーを体重計の上に載せます。

それをひざの裏で下にグッと5秒間押しつけて、その間で最大の体重計目盛を記録します。
※お尻を浮かせないことと、足首を下に伸ばすことに注意

ために その2

ニング

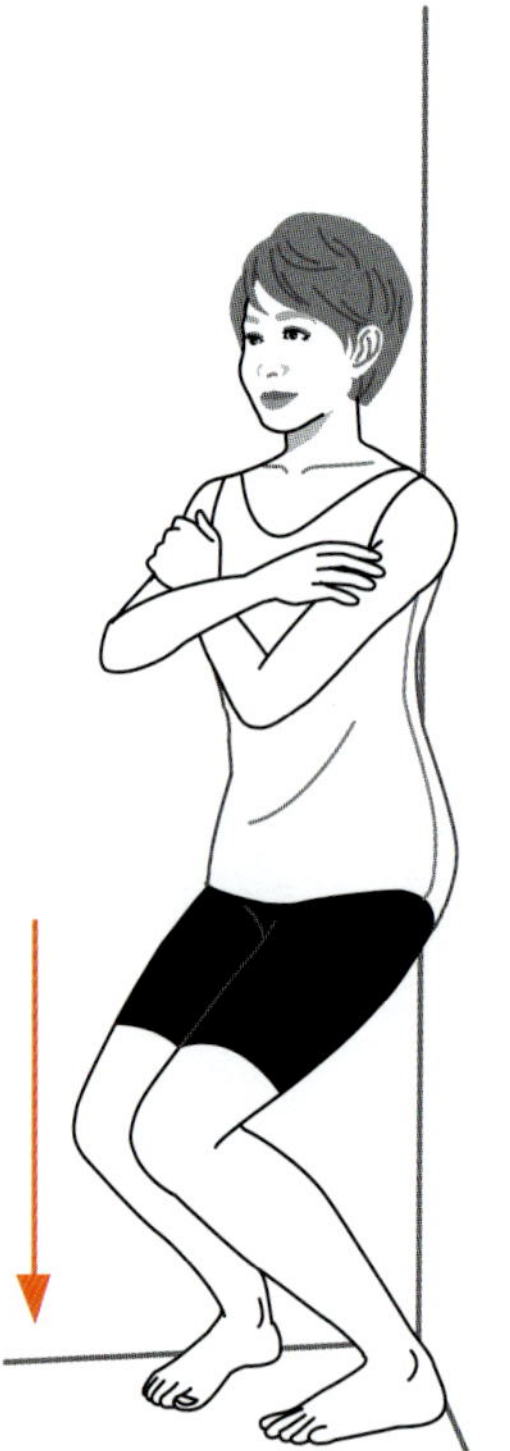

STEP 2

壁に背中をつけながらゆっくりひざを曲げて5秒数えます。

→くわしくは第4章へ

※ひざがつま先より前に出ないようにすること、ひざ関節を曲げる角度が90度を超えないように注意してください。無理に深くひざを曲げるのは逆効果です。

着地時の不安定な姿勢を改善するトレー

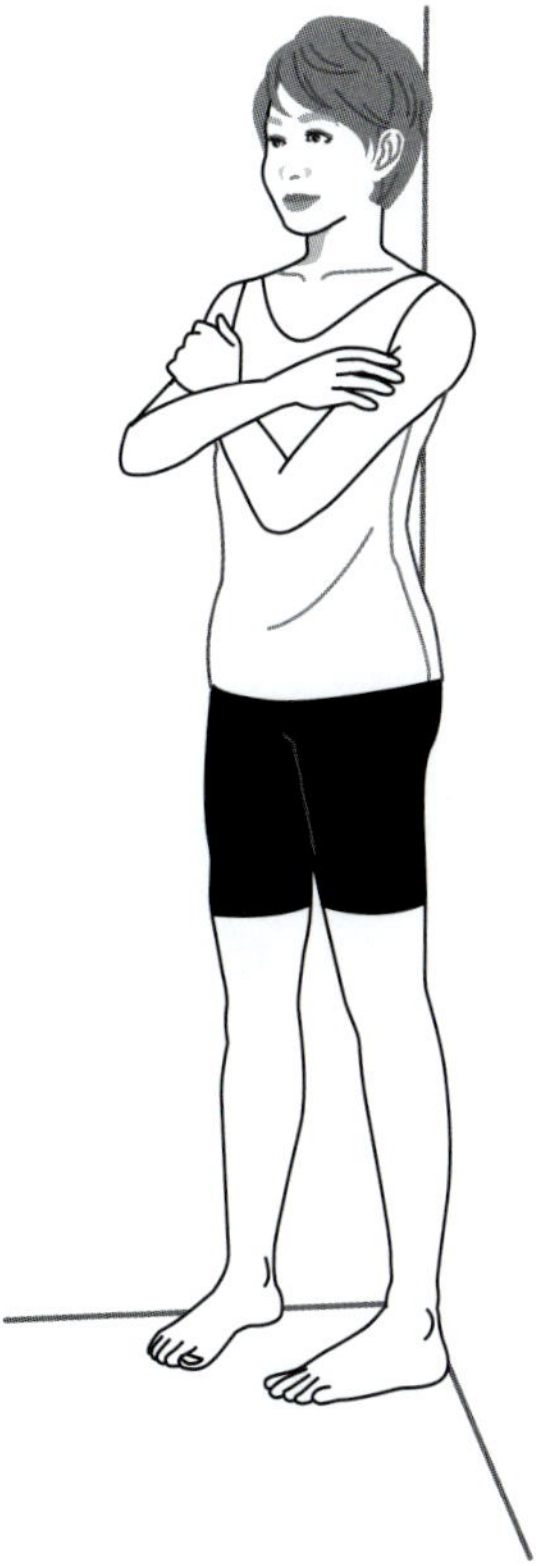

足先内向き
コーナースクワット

STEP 1

壁の隅で足先を内側に向け、
背中を壁に沿わせます。

ためにその3
レーニング

STEP 3 **後ろの筋肉のストレッチ**

ひざを曲げてお尻を落とし、前かがみの姿勢で背筋を伸ばします。その姿勢のまま、左右のベルトの線からお尻の割れ目の際まで、ゲンコツで押しながら背筋を引き伸ばします。

この姿勢になるのが困難な方は、椅子に座って行いましょう。

→くわしくは第４章へ

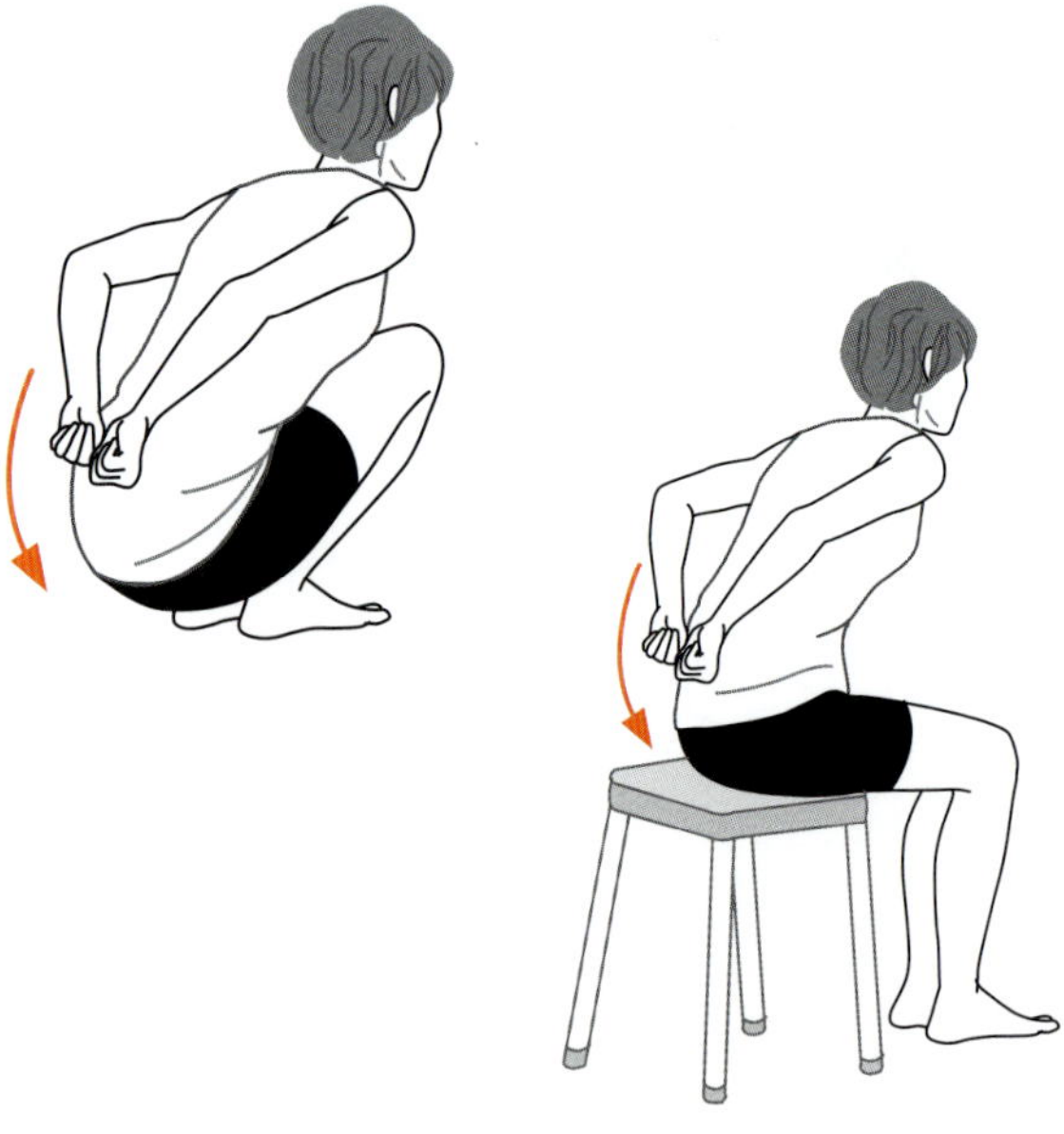

ラジオ体操で体を傷めない
腰〜骨盤まわりの筋肉を軟らかくするト

STEP 1 **前の筋肉のストレッチ**

ひざを少し曲げて、骨盤の左右にある骨の出っ張り（ベルトがずれ落ちずに止まるところ）から、太ももの真ん中に向けて、親指の付け根を使って筋肉を伸ばすように押していきます。

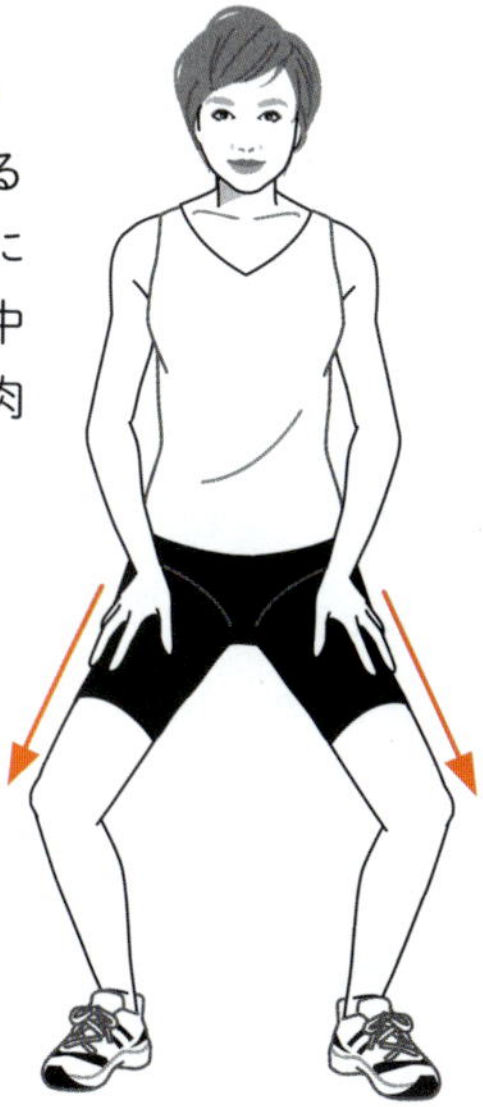

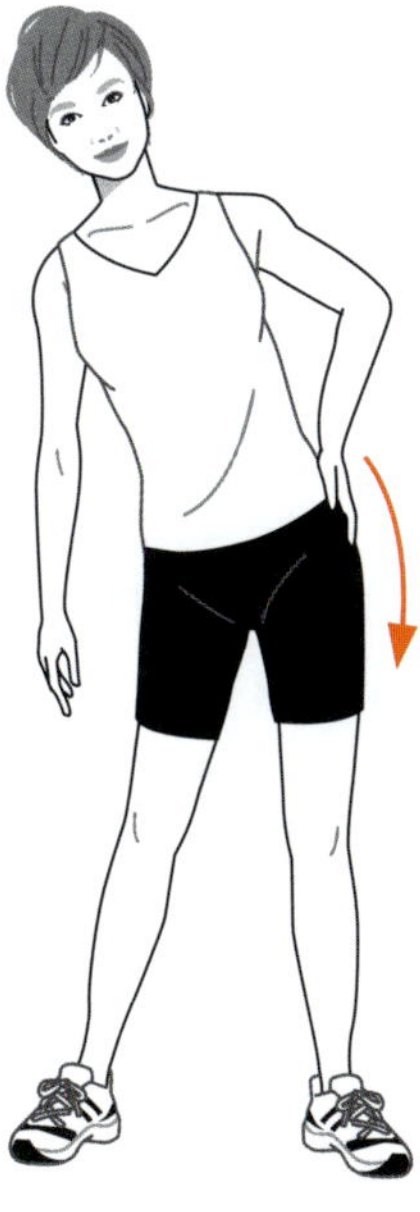

STEP 2 **横の筋肉のストレッチ**

ズボンのベルトの線からポケットの付け根まで、親指の付け根で伸ばすように押していきます。このストレッチを左右両側行います。伸ばしたい側の筋肉の外側に骨盤を傾けます。

ラジオ体操第一には「誰もができる」という優れた面はありますが、「誰にでも適した」体操と言うには無理があります。

体操は、する人の年齢や体力などに応じて、その運動内容を変えることも必要です。同じ動きでも、その人の年齢や体力によっては逆効果になることさえあり得るのです。

この本を読んでいただければ、ラジオ体操のどこがよくて、どこが足りないか、それを補うのにどんな運動をすればいいのかをご理解いただけるはずです。

ひとりでも多くの方が最後まで自分の脚で歩ける生活を送られることを、私は心から願っています。そのためにもぜひ、まずはご自身の「ラジオ体操」を見直していただければと思います。

まっていらっしゃるのでしょうか？　その理由は仲間と交流できる楽しみがあること、そして、ラジオ体操は長寿の秘訣で万能の薬のようなものだと信じられていることだと私は思います。

日本の医療保険では65歳から74歳までを「前期高齢者」、75歳以上を「後期高齢者」と呼びます。総務省のホームページによると、２００４年度の日本の人口に占める高齢者の割合は25・９％と４人に１人ですが、２０３５年には33・４％と３人に１人にまで増える見込みです。*1

これだけ65歳以上の高齢者が増えるわけですから、今後、ラジオ体操会に参加される方々もますます多くなるのではないでしょうか。高齢者の方々が健康維持のために、毎日運動する習慣を持つのはよいことです。ただ、気がかりな点もありました。

日ごろ、整形外科医として高齢者のひざや腰の治療を行っている私が観察したところ、その多くが効果のない「間違ったラジオ体操」を行っていたのです。しかも、効果がないどころか、かえってひざや腰を傷める動きも見られました。

どこが間違っているのでしょうか。次の3点にまとめることができます。

①上半身の不完全な体操を行っている。
②ひざに負担をかける不自然な跳躍をしている。
③腰に負担がかかる無理な前屈をしている。

この3点について、くわしく見て行きましょう。

①上半身の不完全な体操を行っている

まず気になったのが、「ラジオ体操第一」の3番目「腕を回す運動」【図1

-1】でした。

ラジオ体操の普及推進活動を行っている「かんぽ生命」のラジオ体操解説ページによると、この運動は「肩関節を柔軟にし、肩コリや首筋の疲れをとる」のが目的です。[*2]

本来はひじを伸ばし、肩を外側に上げる肩の筋肉（三角筋）を使って、体の前で大きな円を描くように腕を回さなければなりません。ところが、私が観察したところ、ひじを曲げて体の前で小さな円を描く人が少なくありませんでした。

なぜ、そうなってしまうのでしょうか。その理由は、ひじを伸ばして腕をつり上げると、腕の重みのために三角筋がだるくなってくるからです。それを避けるために無意識に、ひじを曲げる上腕の筋肉（上腕二頭筋）を使って、腕が回っているように見せているのです。

しかし、それでは肩の筋肉を使いませんので、「肩関節を柔軟にし、肩コリや首筋の疲れをとる」目的を達することはできないでしょう。

間違った不完全なラジオ体操

体操第1の「腕を回す運動」

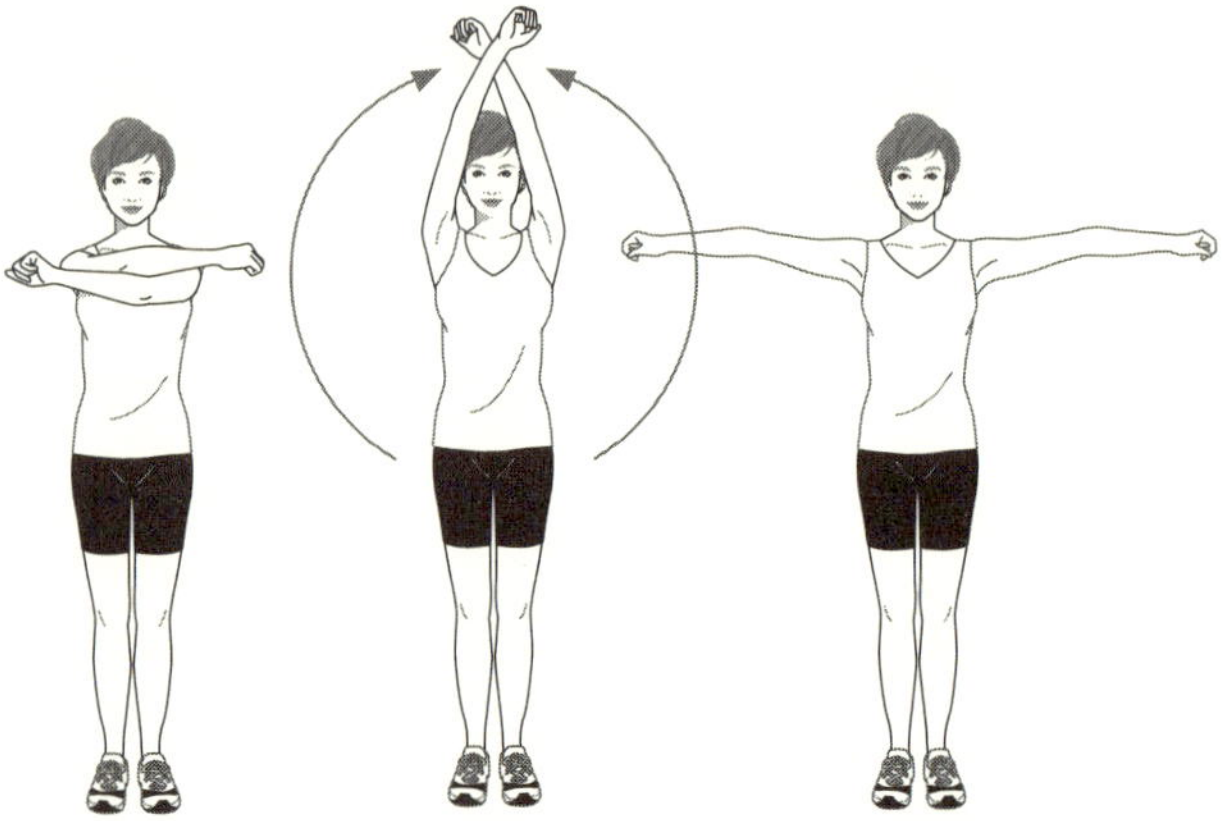

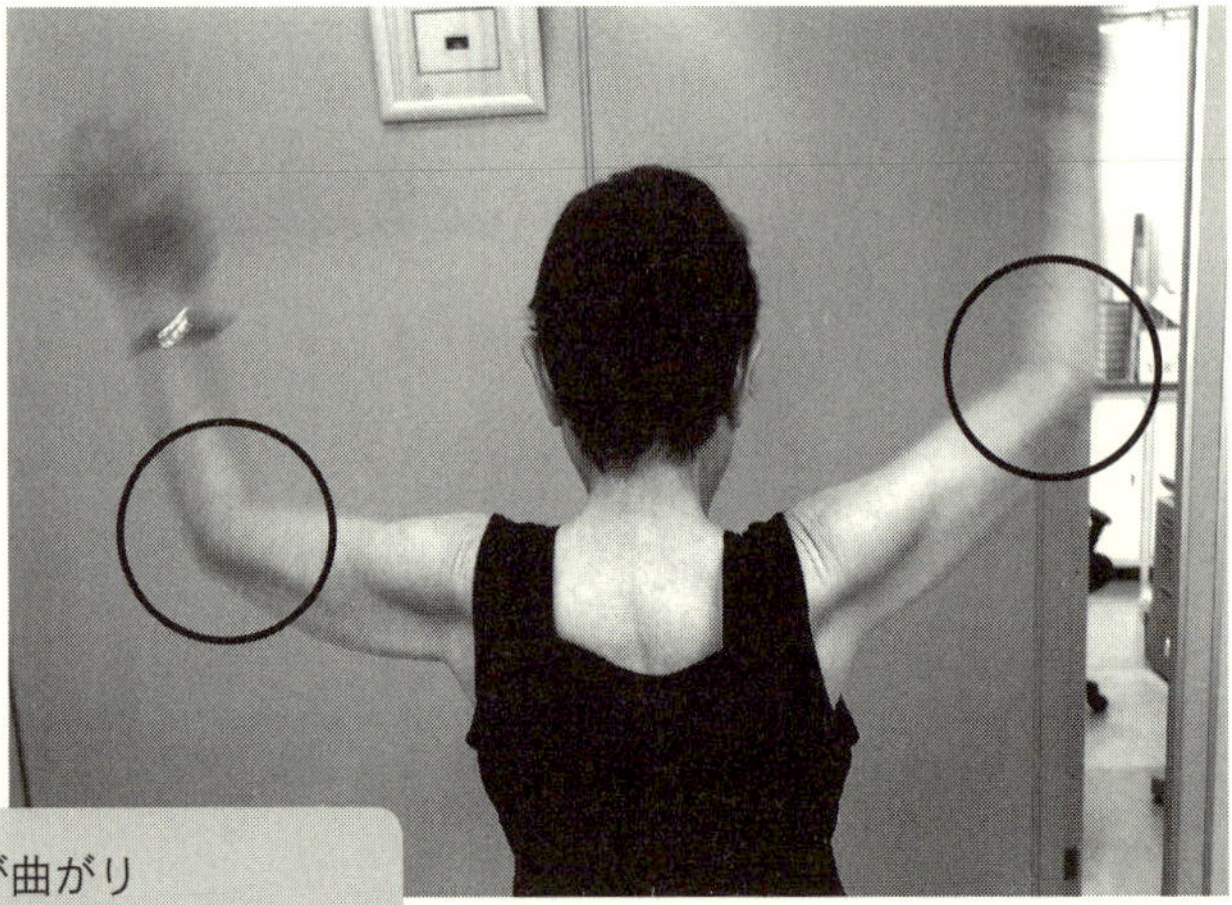

ひじが曲がり
小さな円しか描かれない

図1-1

もう一つ、不完全な動きになりやすい上半身の運動があります。ラジオ体操第一の5番目「体を横に曲げる運動」です【図1-2】。

この体操の目的は、「横曲げで背骨を柔軟にする。わき腹の筋肉を伸ばすため、消化器官の働きを促進する」です。*2 本来はひじを伸ばし、前かがみにならないように胸のあたりの背骨（脊椎上部の胸椎部）を曲げるのですが、背骨をほとんど曲げずにひじを曲げて行う人がいます。

その理由は、体を傾けたときに片方の脚に多く体重をかけると、バランスが不安定になるからです。そのため、上半身だけ傾けて、ひじを曲げて体が傾いているように見せているのです。しかし、ひじを曲げただけでは、背骨を柔軟にしたり、消化器管の働きを促進したりすることはできません。

さらにもう一つ、上半身だけの不完全な動きになりやすい運動の例をあげます。ラジオ体操第一の7番目「体をねじる運動」です【図1-3】。

間違った不完全なラジオ体操

体操第1の「体を横に曲げる運動」

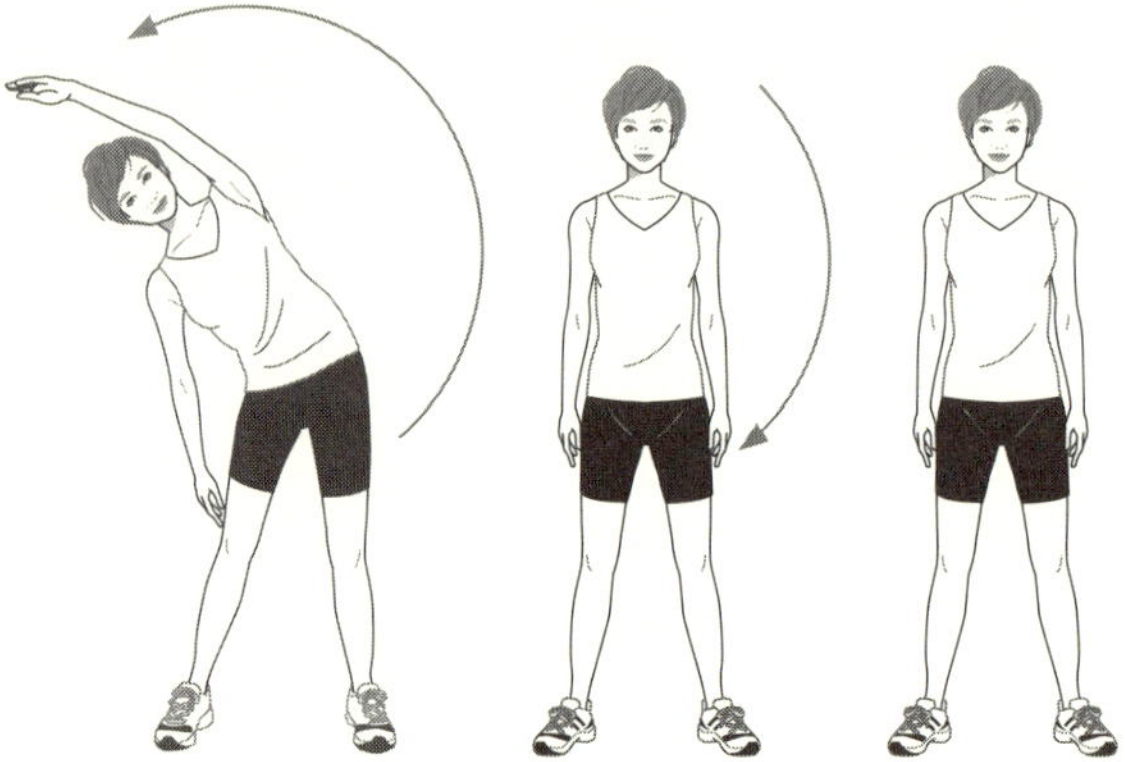

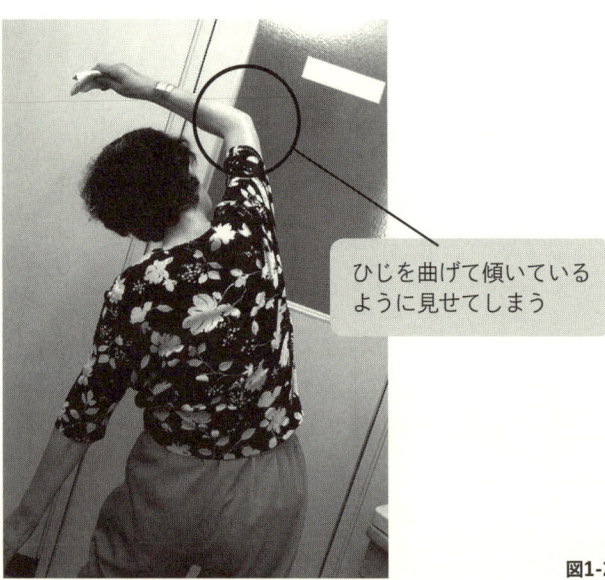

図1-2

間違った不完全なラジオ体操

体操第1の「体をねじる運動」

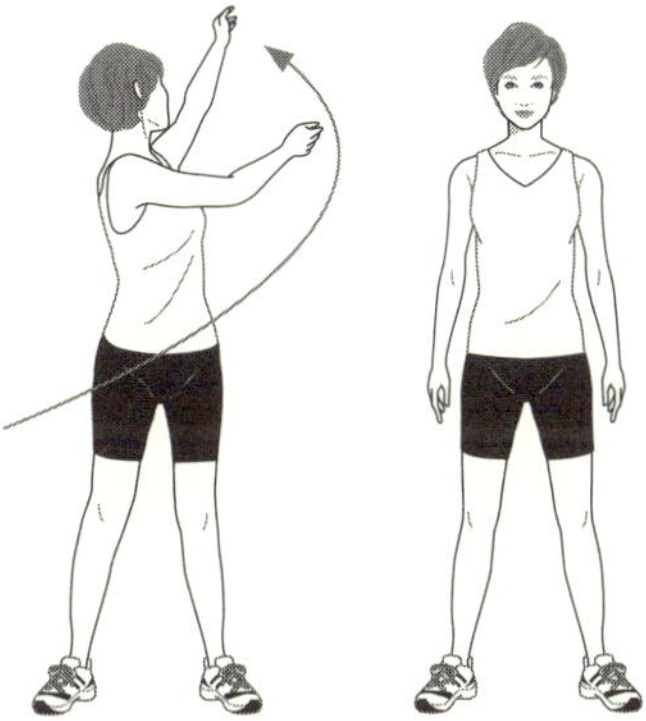

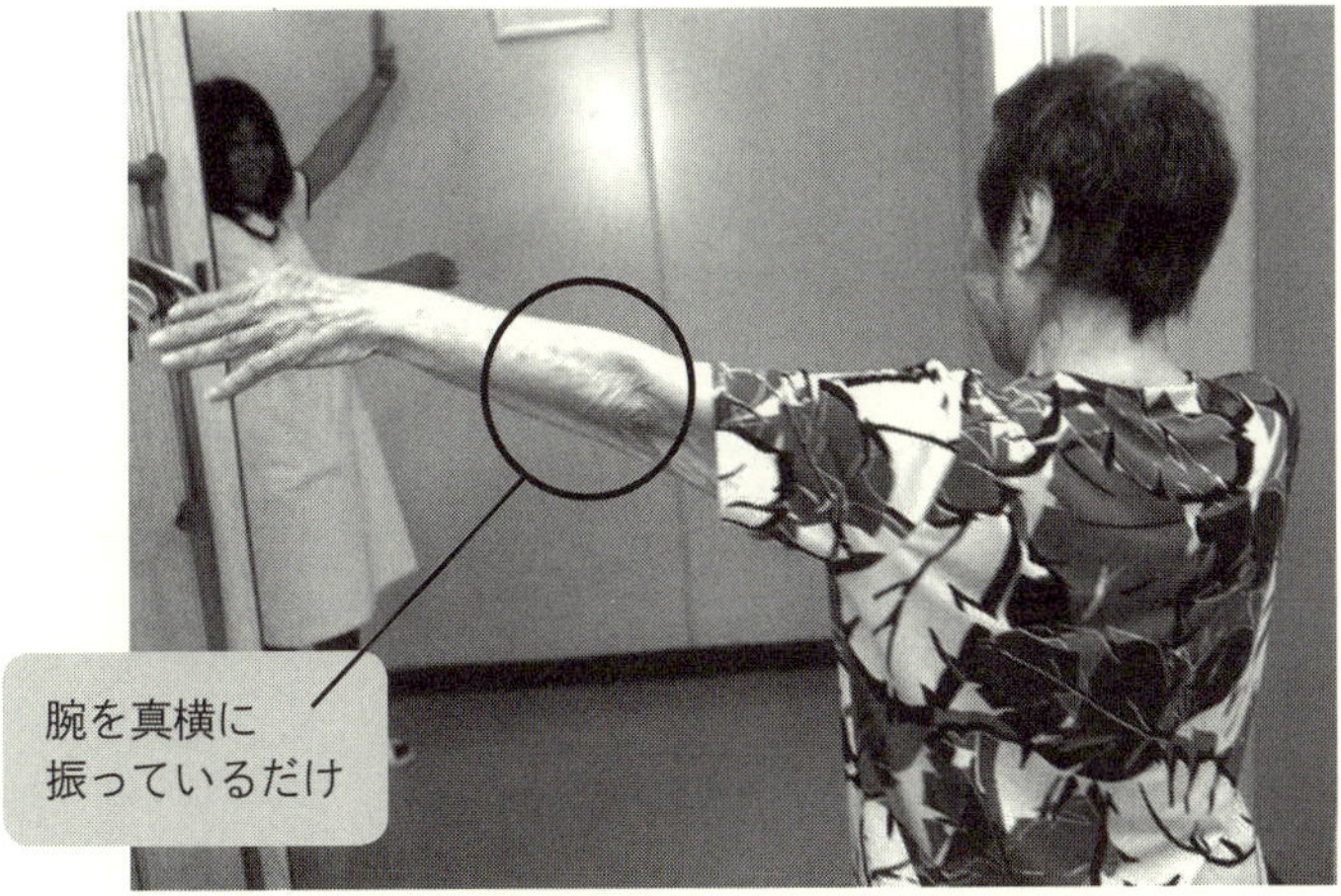

図1-3

この体操の目的は、「胴体の主要な筋肉を伸ばし、背骨を柔軟にし、腹部の圧迫を除く」です。[*2]

本来は脚を固定して腕を伸ばし、その重さを利用しながら腕を振り上げ、よい姿勢で体をねじる運動です。しかし、この運動でも腕を曲げたまま体の回転の反動を使って、ほとんど真横に腕を振るだけの人がいます。その理由は、腕を振り上げるのに必要な肩の外側の筋肉（三角筋）に負担をかけたくないからです。

しかし、腕を真横に振るだけでは、この運動の目的を達することはできません。腕を伸ばしてしっかり振り上げなければ、やっても効果は期待できないのです。

②ひざに負担をかける不自然な跳躍をしている

先の3つの運動は、体操の本来の効果がないだけで、体に悪いわけではありません。しかし、体によくない体操もあります。ひざに負担をかける運動です。

その代表がラジオ体操第一および第二の11番目にある「両脚で跳ぶ運動」【図1-4】です。

この運動の目的は、「脚部の筋肉を活発に動かすことで、全身の血行をよくし、体の緊張をときほぐす」「跳ぶことで全身の血行をよくし、呼吸循環の働きを高める」とされています。*2 しかし、高齢者ではひざに痛みがあったり、筋力が弱っているために、この運動をできない人が多いのです。

とくにひざが悪い人は、ジャンプの最後の着地で前に倒れそうになるせいで、ジャンプに恐怖心を持っています。そのため実際にはジャンプせず、ひざを軽く曲げて跳んだような真似《まね》をする人がいます。

ひざを軽く曲げるだけならあまり痛みは感じませんから、ジャンプよりひざに負担をかけないだろうと思うかもしれません。しかしこの動作も、実はひざにあまりよくないのです。

ひざに負担をかけるラジオ体操

体操第1と 第2の「両脚で跳ぶ運動」

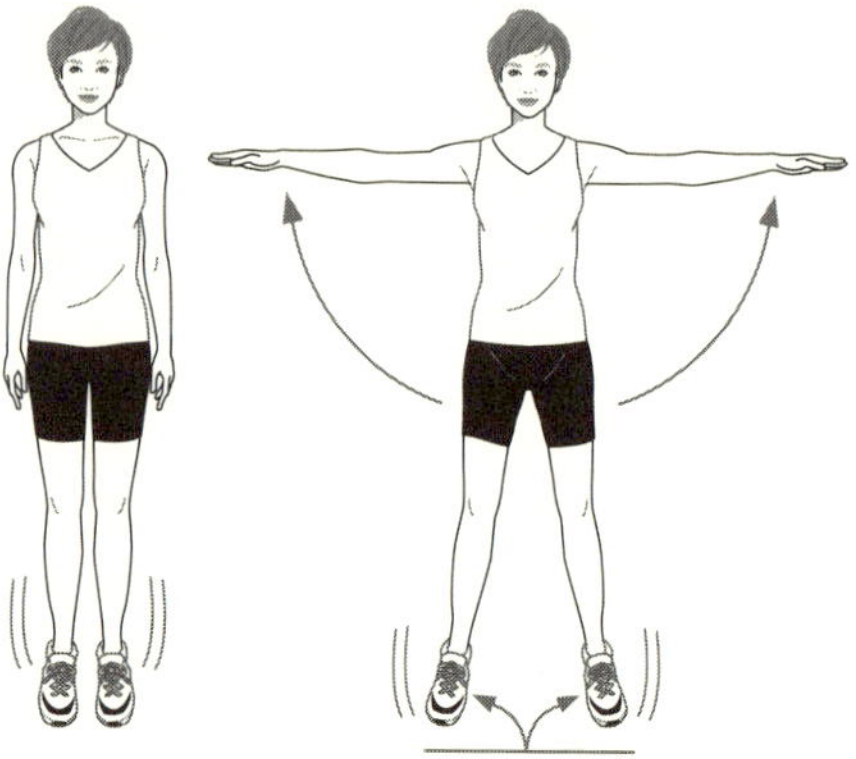

図1-4

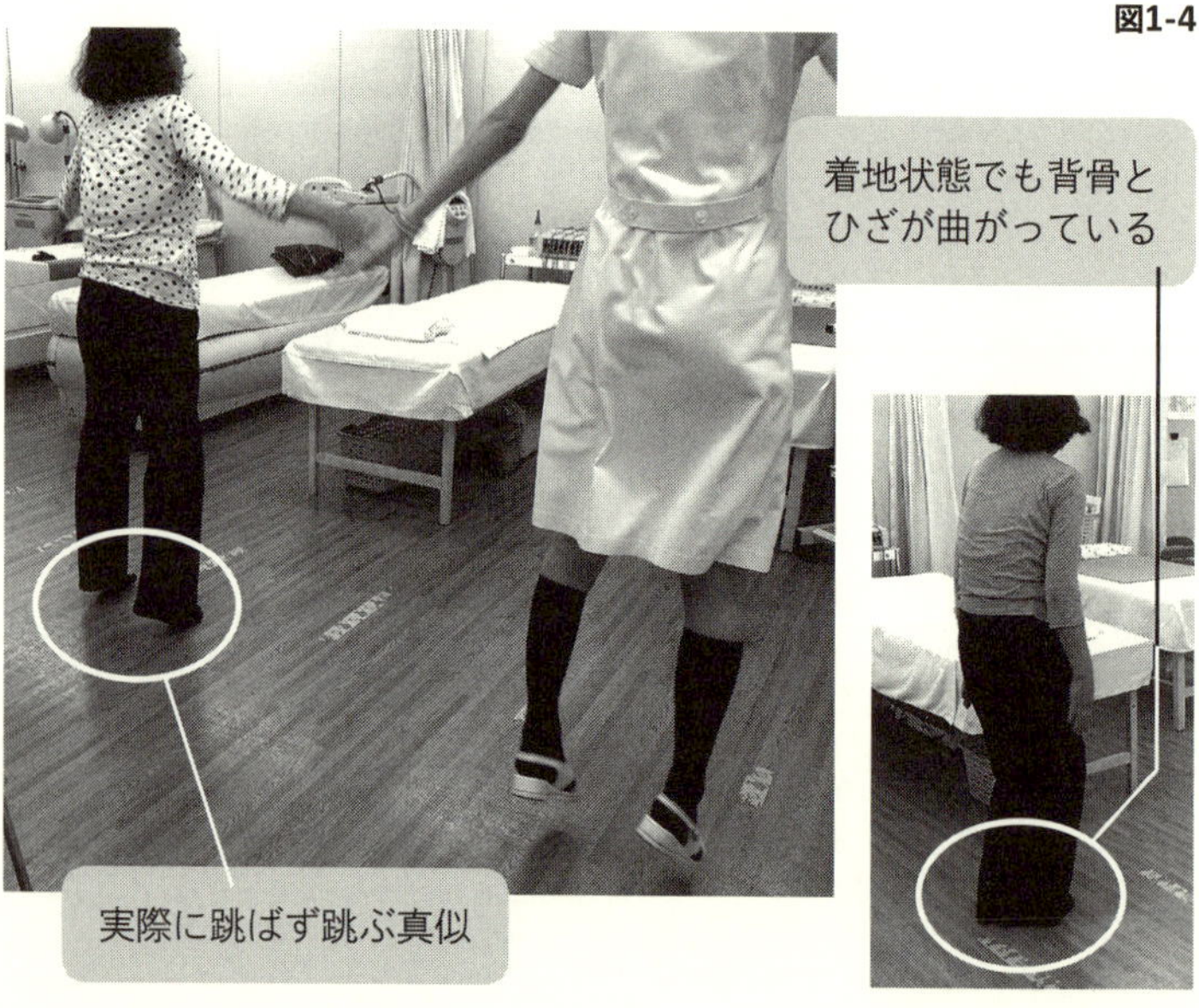
着地状態でも背骨と
ひざが曲がっている
実際に跳ばず跳ぶ真似

なぜなら、ひざ関節を軽く曲げると、重力によって脛骨（すねの内側の骨）が前にすべり落ちる力が働くため、ひざの前後方向の揺れを防ぐ前十字靭帯に負荷がかかり、損傷しやすくなるからです。[*3] つまり、ひざを軽く曲げる動作だけでも、ひざの靭帯に負担がかかってしまうのです。

後で詳しく述べますが、ひざを少し曲げた姿勢で脛骨が前にすべる力を抑えるためには、大腿四頭筋（ひざを伸ばす筋肉）とハムストリングス（ひざを曲げる筋肉）の両方を鍛えることが重要です。[*4]

残念ながらラジオ体操には、これらの筋肉を効果的に鍛える運動がありません。ですから、ラジオ体操をやっているだけではひざを守ることができず、かえって悪化させてしまう危険性があるのです。

ラジオ体操第二の8番目には、片脚でジャンプする運動もあります【図1-5】。この運動の目的は、「脚を軽快に動かすことで、全身の血行を促進する」

ひざに負担をかけるラジオ体操

体操第2の「片脚跳び」

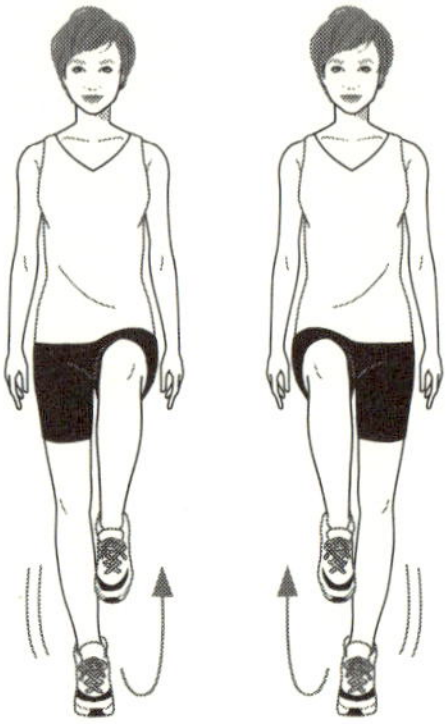

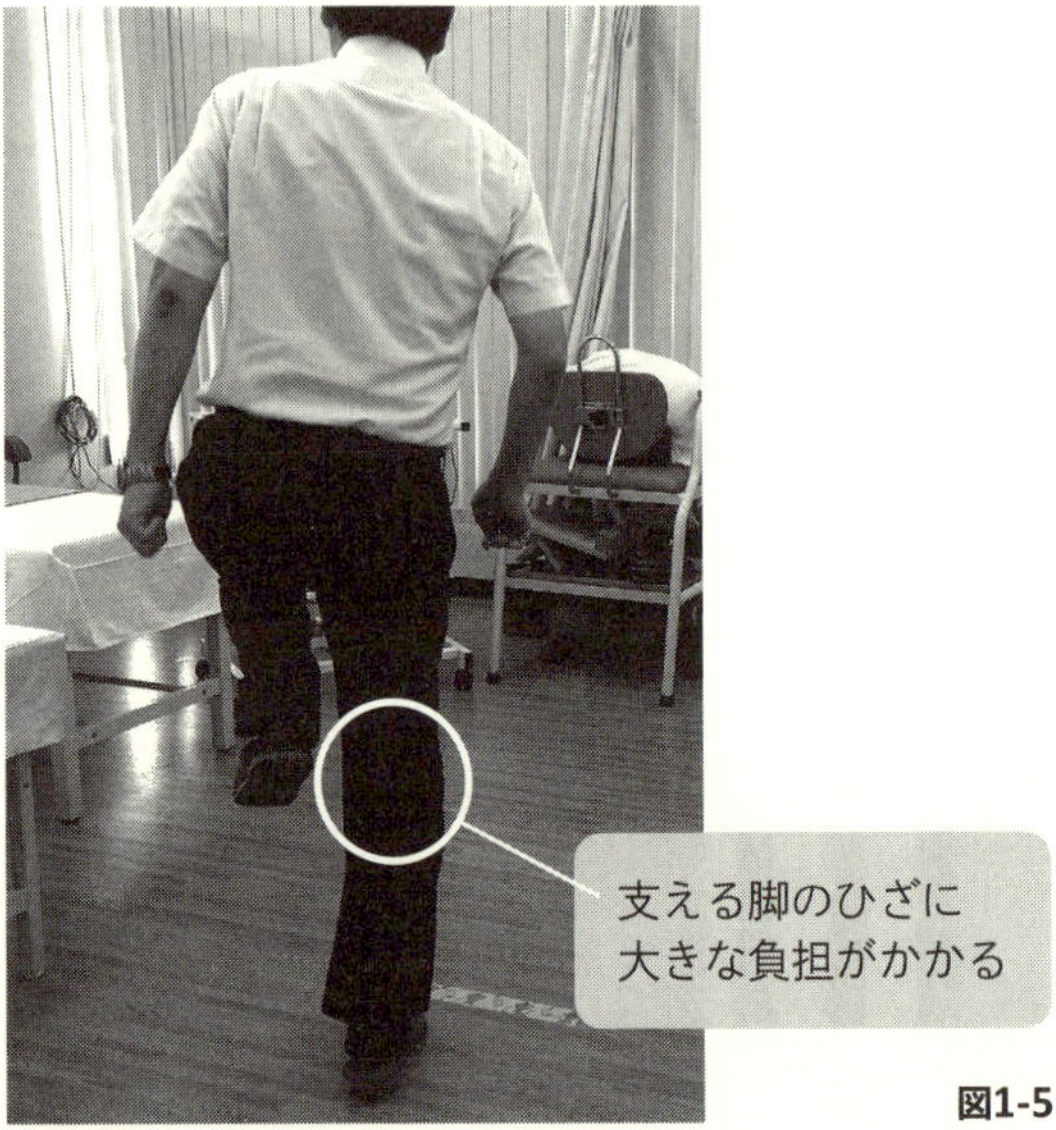
支える脚のひざに
大きな負担がかかる

図1-5

第1章 ラジオ体操を過信するとこんなに危ない

「間違ったラジオ体操」を続けても、
本来の効果はありません。
むしろひざや腰を傷める動きさえ見受けられます。
なかでも地面から跳ぶ（ジャンプする）動作は、
65 歳以上の方々にはとくに注意が必要です。
ラジオ体操の後にウォーキングをする習慣も、
かえって逆効果になりかねません。

高齢者の多くがやっている「間違ったラジオ体操」

夏の朝6時の服部緑地公園（大阪府豊中市）には、昼間より多くの人が歩いています。私が見たところ、歩いている方のほとんどが高齢者です。

その高齢者のみなさんがどこに行くのかと思えば、ラジオ体操会です。雨の日には、自転車置き場にぎゅうぎゅう詰めの状態でラジオ体操をしています。

実際にどのようにラジオ体操が行われているのか。その様子を見るために、私も早朝に起きて、大阪府内のいくつかの公園を回りました。

全国では毎朝6時半のラジオ放送に合わせて、たくさんの場所でラジオ体操会が催されています。私の住む大阪府で最も大きなラジオ体操会は大阪城本丸公園（大阪市中央区）の会で、毎朝数百人が集まります。このラジオ体操会も、高齢者の方がほとんどです。

なぜ、これほどの多くの高齢者が朝早くからラジオ体操をするために集ラジオ体操第一には「誰もができる」という優れた面はありますが、「誰にでも適した」体操と言うには無理があります。

体操は、する人の年齢や体力などに応じて、その運動内容を変えることも必要です。同じ動きでも、その人の年齢や体力によっては逆効果になることさえあり得るのです。

この本を読んでいただければ、ラジオ体操のどこがよくて、どこが足りないか、それを補うのにどんな運動をすればいいのかをご理解いただけるはずです。

ひとりでも多くの方が最後まで自分の脚で歩ける生活を送られることを、私は心から願っています。そのためにもぜひ、まずはご自身の「ラジオ体操」を見直していただければと思います。

ラジオ体操で体を傷めない

腰〜骨盤まわりの筋肉を軟らかくするト

STEP 1 前の筋肉のストレッチ

ひざを少し曲げて、骨盤の左右にある骨の出っ張り（ベルトがずれ落ちずに止まるところ）から、太ももの真ん中に向けて、親指の付け根を使って筋肉を伸ばすように押していきます。

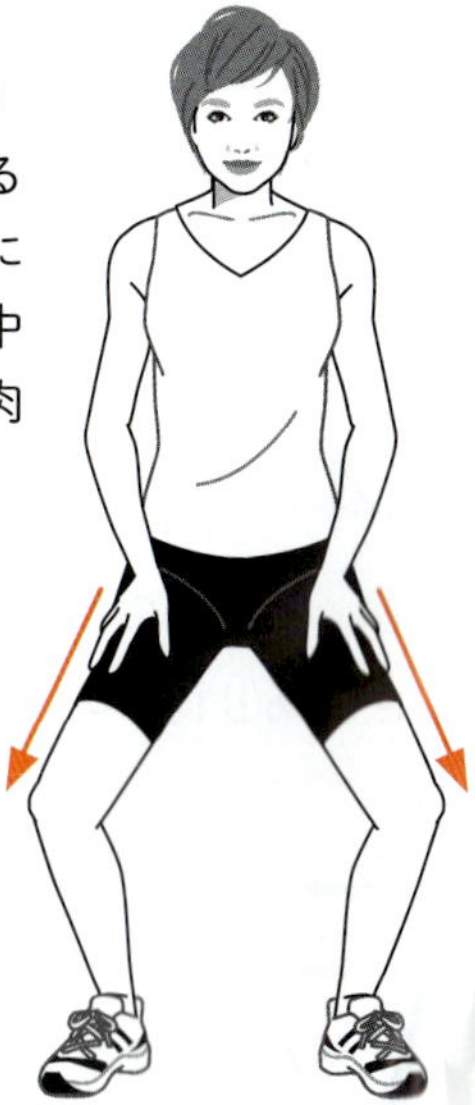

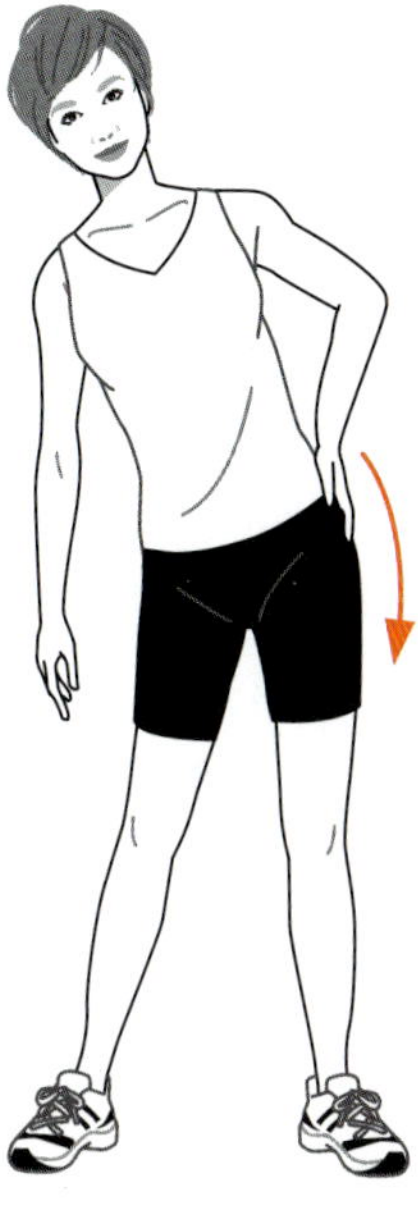

STEP 2 横の筋肉のストレッチ

ズボンのベルトの線からポケットの付け根まで、親指の付け根で伸ばすように押していきます。このストレッチを左右両側行います。伸ばしたい側の筋肉の外側に骨盤を傾けます。

ことだとされています[*2]。

しかし、着地で前に倒れそうになった経験のある人は、やはりジャンプに恐怖心を持っていますから実際には跳びません。そのような人は、やってい る雰囲気を出すためにひざと股関節を過度に曲げ、片脚跳びの真似をします。ですが、股関節を過度に曲げると骨盤が傾き、反対側のひざに大きな負担がかかってしまいます。

このように、両脚跳びであろうと片脚跳びであろうと、結局は両ひざに負担がかかってしまうのです。また、跳ぶ真似をしただけでも、ひざに負担がかかります。

ですから、ひざが悪い人がラジオ体操をする場合には、ジャンプをする運動では上半身だけ動かして、下半身は動かさないようにしたほうが無難です。

③腰に負担がかかる無理な前屈をしている

ラジオ体操によって負担がかかるのは、ひざだけではありません。腰にも負担をかけてしまう運動があります。

ラジオ体操第一と第二の6番目にある「体を前後に曲げる運動」【図1-6】と第二の10番目にある「体を倒す運動」【図1-7】がそれです。

これらの運動の目的は、「背骨を柔軟にする。腹部への圧力の変化が、消化器官の働きを助ける」ことなどです。[*2] しかし、この運動を高齢者が行うと、背骨を柔軟にするどころか、腰痛を悪化させる危険性があります。

体を前かがみにするときには、腰椎（背骨の腰の部分）と骨盤が連携して前に傾く「腰椎骨盤リズム」という動きが起こります。骨盤まわりの筋肉が軟らかいと、骨盤の前・横・後ろの筋肉がしっかり伸びるので、腰椎の曲がりは少なくてすみます。

腰に負担をかける体操

体操第1-と第2の「体を前後に曲げる運動」

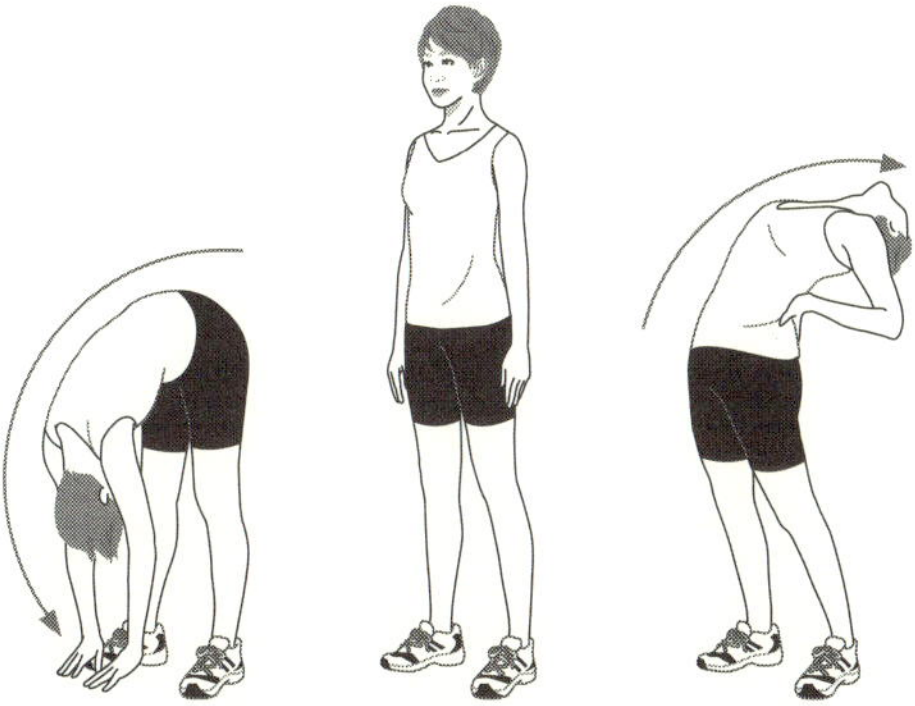

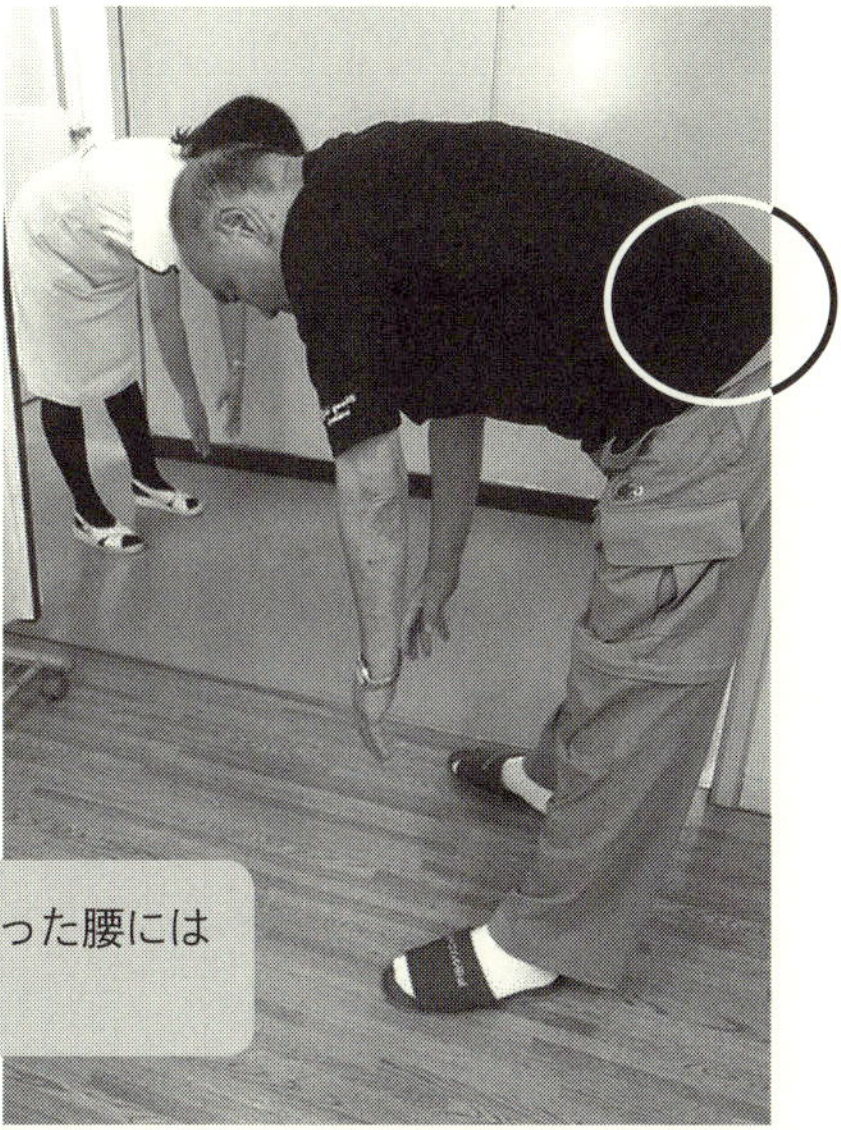

高齢者の曲がった腰には
負担が大きい

図1-6

腰に負担をかける体操

体操第2の「体を倒す運動」

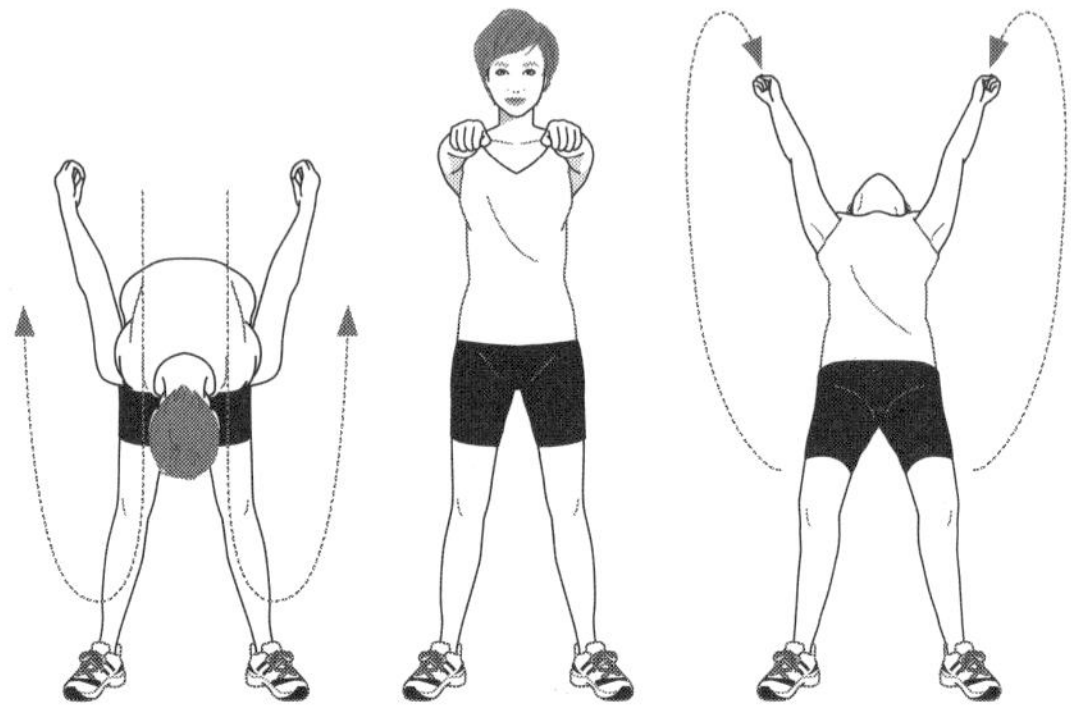

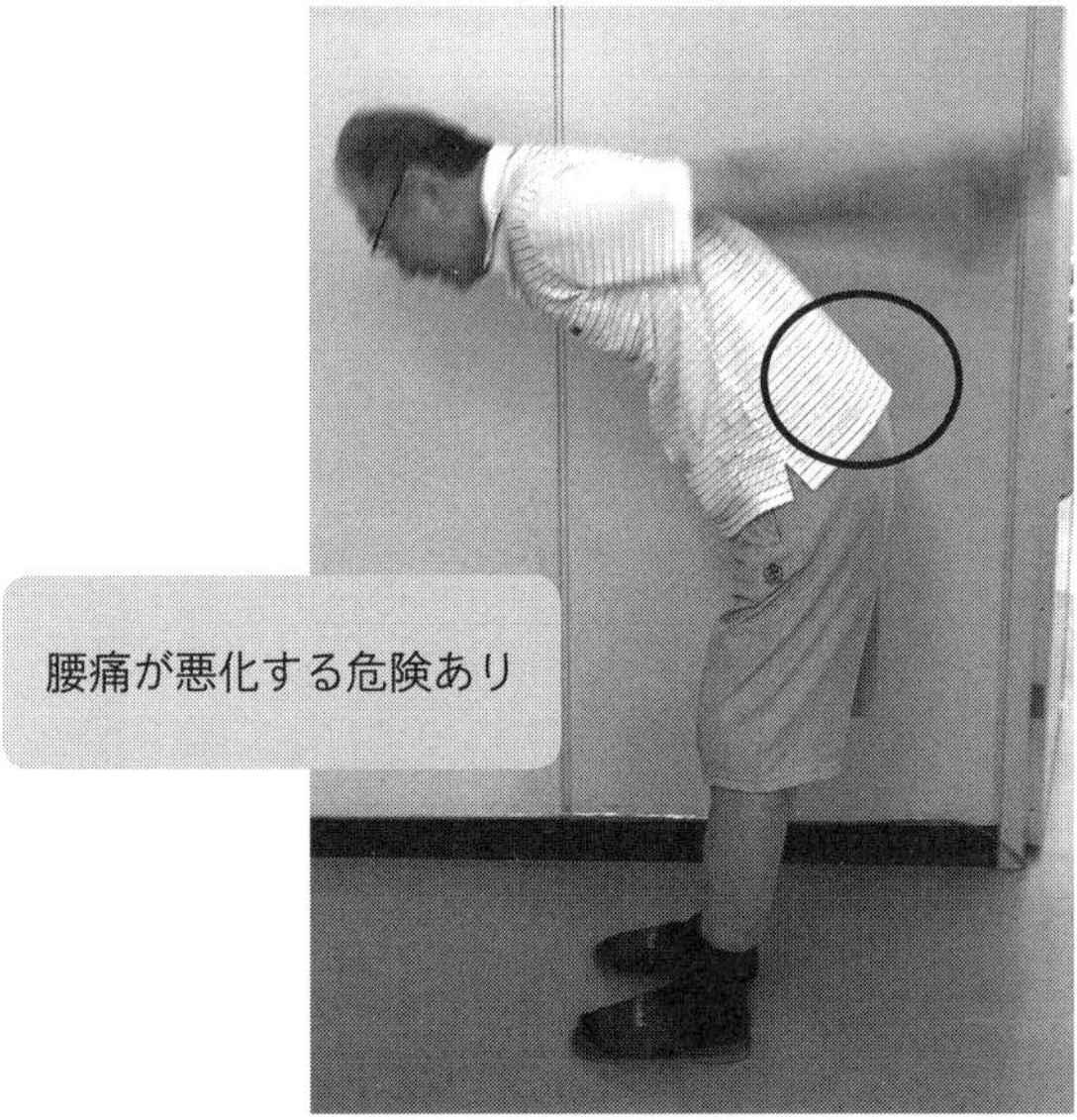

図1-7

ところが、高齢になって腰が曲がってくると、それを支えている骨盤がバランスをとるために後ろに傾きます。その結果、骨盤の周りの筋肉が短くなって伸びにくくなるため、骨盤が前に傾きにくくなるのです。

そんな状態の高齢者が体を前屈させて腕を振ると、骨盤の曲がりが少ないために腰椎の曲がりが大きくなります。つまり、腰に大きな負担がかかってしまうのです。

同じような例としてわかりやすいのが、朝、洗面所で顔を洗う時に起こるギックリ腰です。夜、寝ている間はじっとしているため、骨盤の周りの筋肉が伸びなくなっています。その状態からいきなり前かがみで顔を洗おうとすると骨盤が前に傾きにくいので、腰に過度に負担がかかり、ギックリ腰が起こるのです【図1−8】。

実際、腰椎骨盤リズムの崩れた人の前屈動作は、腰痛を慢性化させる原因

腰椎骨盤リズムの異常で起こるギックリ腰

骨盤が前に傾くためには
骨盤の回りの筋肉がよく伸びなければならない

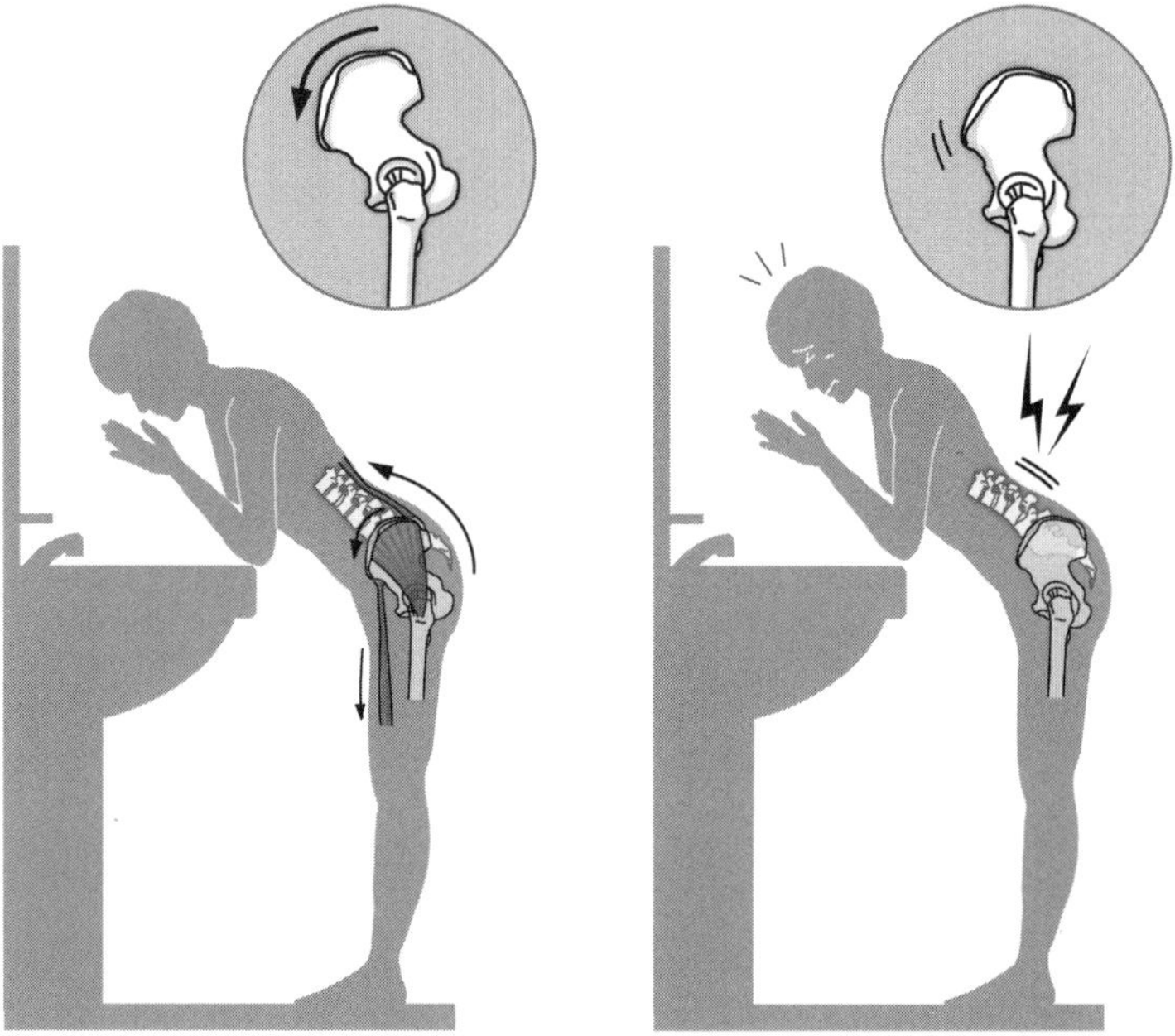

朝、起きていきなり前屈すると骨盤が前に傾かず、
ギックリ腰が起こることがある。
高齢者が前屈するときも骨盤が前に傾きにくい

図1-8

の1つと指摘されています。[*5] ですから、高齢で腰が曲がってきた人や腰痛のある人は、ラジオ体操の「体を前後に曲げる」運動はしないほうがいいのです。

腰痛やギックリ腰を防ぐには、ストレッチをして骨盤周囲の筋肉を軟らかくすることが大切です。その方法については第4章で詳しく述べます。

70歳代女性の6割が変形性ひざ関節症

ここまで読んで、ラジオ体操がひざや腰に負担をかける運動であることはご理解いただけたかと思います。とくに高齢者は、軟骨が知らぬ間にすり減って「変形性ひざ関節症」になりやすいので注意が必要です。

変形性ひざ関節症が進むと、痛みのために思うように歩けなくなり、介護が必要になったり、寝たきりにつながったりします。それだけに、高齢者がこの病気のことをよく理解し、予防することはとても大切だと言えます。

【図1-9】の上の写真は、ひざ関節が正常の人のX線写真です。骨と骨の間にしっかりとすき間（軟骨）があり、脛骨（すねの内側の骨）が真っすぐ立っています。

これに対し、下の写真は変形性ひざ関節症の人のX線写真です。内側の骨と骨の隙間が狭くなり、軟骨がすり減っているのがわかります。また、脛骨が外側に傾いて、O脚になっていることも確認できます。

どうして年をとると、このような変化が起こるのでしょうか。変形性ひざ関節症が進行していく様子を【図1-10】に示しました。青年期では、大腿骨と脛骨の軟骨の間に半月板がしっかりとはまりこんでいます。

ところが、中年期になると加齢によって軟骨がすり減り、半月板と軟骨の形が合わなくなります。そして、そこに体重が加わると半月板が割れていきます。この半月板の割れる現象は、体重が重い人ほど早く起こります。

ひざを前から見たX線写真

正常なひざ

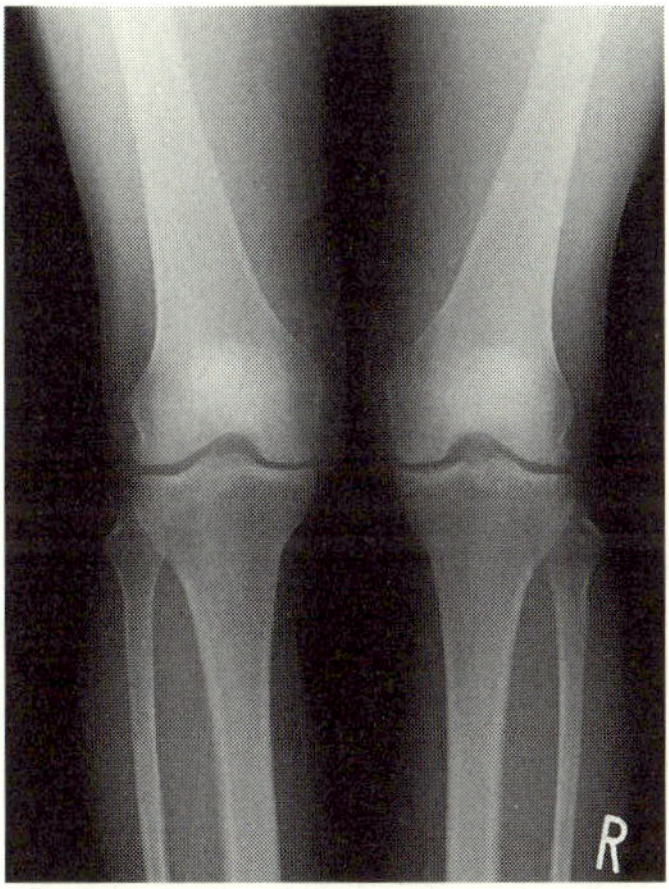

骨と骨の間にしっかり
すき間（軟骨）があり、
脛骨はまっすぐ立っている

変形性関節症のひざ

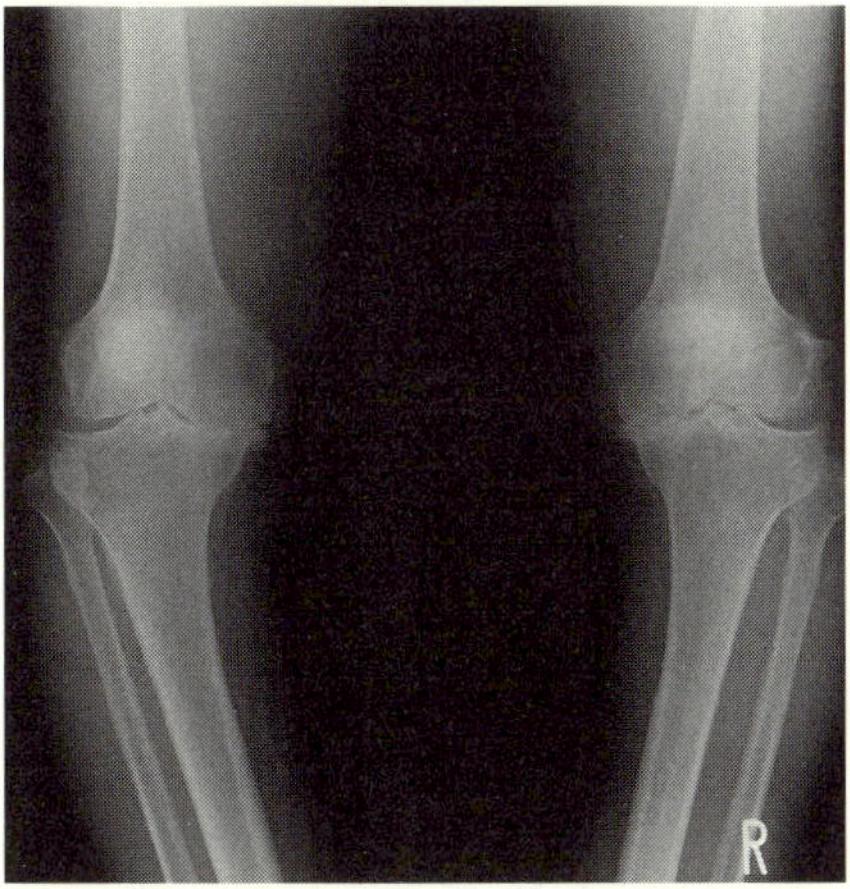

内側の骨と骨の
すき間が狭くなって
軟骨がすり減り、
脛骨が傾斜して
O脚になっている

図1-9

変形性ひざ関節症の進行（前から見た内側）

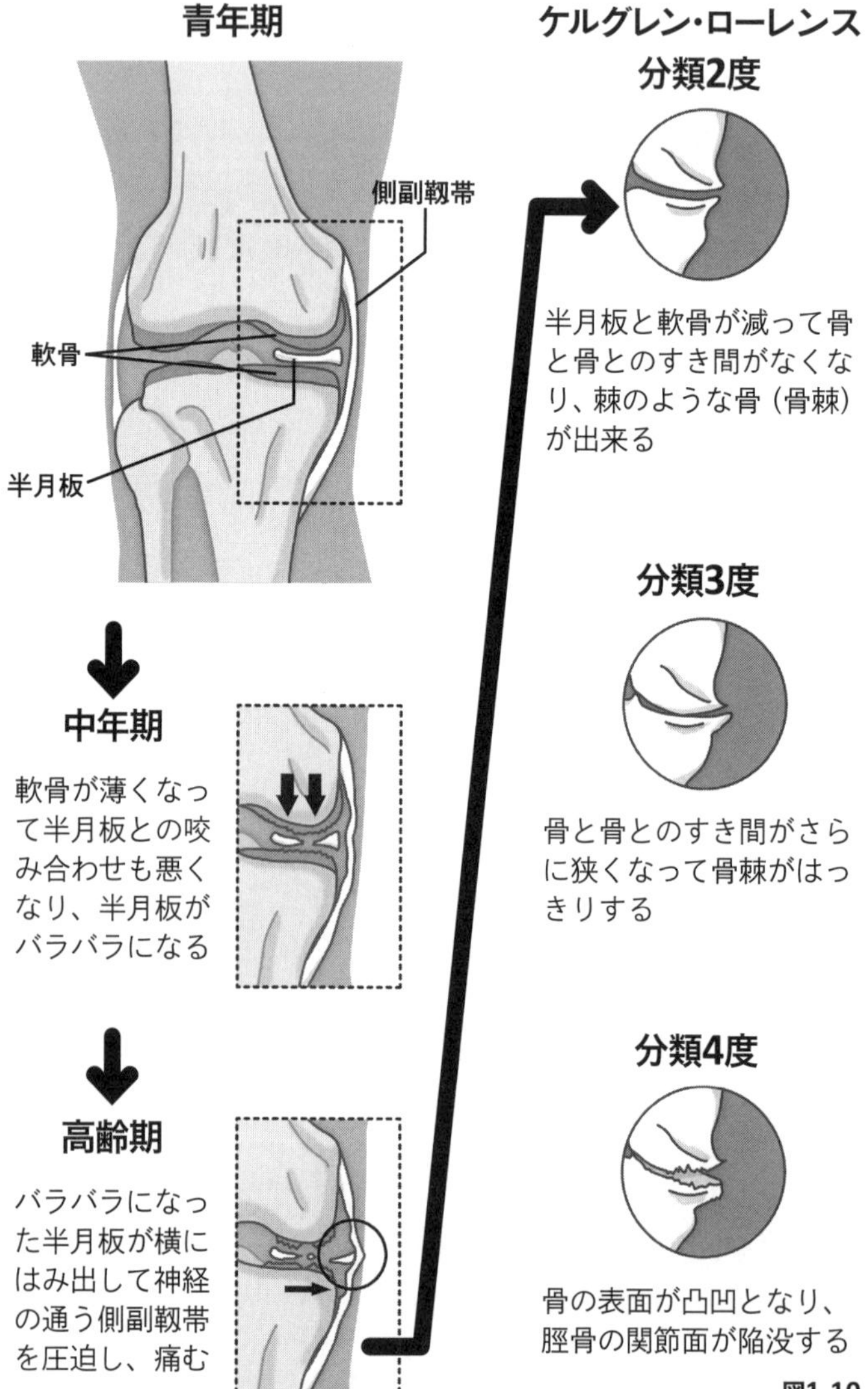
青年期
側副靱帯
軟骨
半月板
中年期
軟骨が薄くなって半月板との咬み合わせも悪くなり、半月板がバラバラになる
高齢期
バラバラになった半月板が横にはみ出して神経の通う側副靱帯を圧迫し、痛む
ケルグレン・ローレンス分類2度
半月板と軟骨が減って骨と骨とのすき間がなくなり、棘のような骨（骨棘）が出来る
分類3度
骨と骨とのすき間がさらに狭くなって骨棘がはっきりする
分類4度
骨の表面が凸凹となり、脛骨の関節面が陥没する

図1-10

破片となった半月板は体重がかかることによって左右に押し出され、神経が通っている側副靭帯（ひざの左右にある靭帯）を圧迫します。このために、変形性ひざ関節症の人はひざが痛くなるのです。*6

体重はひざの外側よりも内側に多くかかるため、この半月板が割れる現象もひざの内側に起こりやすくなります。ですから、変形性ひざ関節症の人はひざの外側よりも、内側が痛む人が多いのです。

変形性ひざ関節症が進むと、今度は骨と骨とのすき間が少し狭くなった部分の周りから、トゲのような骨（骨棘《こっきょく》）が出てきます。変形性ひざ関節症の進行度を表わす「ケルグレン・ローレンスの分類（ケルグレン先生とローレンス先生が発表したのでこう呼ばれます）」では、X線写真で骨棘が確認できる状態を「2度」と呼びます。*7

さらに進行して「3度」になると骨と骨との隙間がさらに狭くなり、骨棘がはっきりします。「4度」になると骨の表面がデコボコになり、脛骨の関節面が陥没してしまいます。

新潟大学の大森豪先生（現・新潟医療福祉大学健康科学部教授）のグループは、新潟県東中頸城郡松代町（2005年に十日町市に統合）で、1979年から変形性ひざ関節症の住民検診を行っています。[*8]

その調査結果によると、変形性ひざ関節症（ケルグレン・ローレンス分類で2度より進行した人）の有病率は男女とも年齢とともに増加し、女性では60歳代で30％、70歳代で60％、80歳代では80％以上に達していました。さらにこの有病率は、60歳以上ではどの年代でも、男性より女性のほうが高いことがわかりました。

また女性のひざを伸ばす筋力（大腿四頭筋力）は、ケルグレン・ローレンス分類で2度以上の人は、2度未満に比べて統計学的に明白に低いことがわかりました。

この調査結果は、ひざを伸ばす筋力が弱い人ほど、高齢になると変形性ひざ関節症になりやすいことを示しています。

ひざを守るためにひざを伸ばす筋肉を鍛えることがいかに大切か、おわかりいただけたのではないでしょうか。

ジャンプがラジオ体操の「壁」
――戸田クリニックでの調査から

ラジオ体操がひざの痛みに与える影響を調べるために、戸田クリニックでも２０１５年7月27日から8月29日の間に受診した45歳以上の患者さん３２９人にご協力いただき、調査を実施しました。[*9]
３２９人の内訳は、ケルグレン・ローレンス分類が２度以上の変形性ひざ関節症の患者さん２０２人と、ひざに痛みはなく首、肩、ひじ、手の痛みなどのために受診した患者さん１２７人です。
変形性ひざ関節症の患者さん２０２人（男性50人、女性１５２人）の平均年齢は66・4歳で、95%信頼区間は65・1歳から67・7歳でした。（〝95%信頼区間〟とは「100回同じような調査を行ったとしても、95回は平均値がこの範囲内にあるだろう」という統計学的な予測値を示します）。

一方、ひざに痛みのない患者さん127人（男性42人、女性85人）の平均年齢は66・6歳で、95%信頼区間は64・7歳から68・5歳でした。95%信頼区間を比べると、変形性ひざ関節症の集団とひざに痛みのない患者さんの集団との間で、年齢に大きなずれはないことがわかります。

さらに統計学的に計算をしても、2つの集団の年齢や男女の比率に明白な差はありませんでした〈巻末注釈1〉。つまり、2つの集団は比較的均質であり、偏りなく比較できることを意味しています。

このことをふまえて、以下の調査結果を見てください。まず、調査対象者全員に「ラジオ体操をしていますか？」という質問して、その答えを「しない」「時々する」「毎日する」に分類しました。

その結果、ラジオ体操を「毎日する」と答えた人は、変形性ひざ関節症の集団では14・9％（30人）、ひざに痛みのない集団では16・5％（21人）で、ラジオ体操を毎日する人の割合は、両集団の間で統計学的に明らかな差はありませんでした。

次に、変形性ひざ関節症集団で、「毎日ラジオ体操をする」と答えた30人に「ひざが痛いのにどうして毎日ラジオ体操をするのですか？」と質問したところ、86・6％（26人）が「健康のため」という趣旨の回答をしました。

一方、「ラジオ体操をしない」と答えた人の割合は、両集団とも約74％でした。この回答には統計学的に明らかな差はなく、どちらの集団でも約4人中3人がラジオ体操をしていないことがわかりました。

この「ラジオ体操をしない」と答えた244人（変形性ひざ関節症集団の127人とひざに痛みのない集団の94人）に、「なぜラジオ体操をしないのですか？」という質問をしました。

その答えを「する機会や意欲がない」「障害があるから」「他の運動をしているから」に分類した結果、「障害があるから」と答えた人は変形性ひざ関節症集団では28・7％（43人）もいましたが、ひざに痛みのない集団ではわずか7・4％（7人）でした。

「障害があるから」と答えた人の割合は統計学的に見て、両集団の間で明らかに差がありました。つまり、変形性ひざ関節症の患者さんには、ひざが痛いためにラジオ体操できない人が多いのです。

そこで、変形性ひざ関節症集団の「障害があるからラジオ体操はしない」と答えた43人に、「ラジオ体操のどの運動が障害ですか？」と質問してみたところ、90・7％（39人）が「跳躍（ジャンプ）運動」と答えました。


やはり、ラジオ体操にあるジャンプの運動が、ひざが悪い人にとって「壁」になっていたのです。実際、調査した際に変形性ひざ関節症患者さんから、次のようなコメントがありました。

「ジャンプ動作ができないのが恥ずかしいので、ラジオ体操会には出ず、ラジオ体操をパソコンに取り込んで、自宅で一人で行っている」（70歳男性、罹病期間10年）

「お風呂に入る前にラジオ体操をしているが、ジャンプができないので、（ラジオ体操第一の）11番目の運動はとばしている」（70歳女性、罹病期間4年）

「会社で毎朝ラジオ体操をさせられるが、ジャンプのある運動はしたふりをしている」（54歳女性、罹病期間半年）

「ジャンプはとばす。屈伸運動はできる範囲だけしかしない。椅子に座ってやるのは嫌である。体操は立って行いたい」（74歳女性、罹病期間1年）

「ラジオ体操はしない。ジャンプをした後にひざを痛めた経験があるので、ジャンプには恐怖感がある」（52歳女性、罹病期間1年）

変形性ひざ関節症患者さんの生の声からも、ラジオ体操のジャンプ運動に困っている人がいかに多いかが伝わってきます。

65歳以上になるとジャンプできない人が急増

実際に患者さんたちは、どんなジャンプをしているのでしょうか。調査にご協力いただいた329人全員に「ジャンプができますか?」と質問しました。そして「できる」と答えた人に診察室でラジオ体操第一の11番目にある「両脚で跳ぶ運動」を行い、4回ジャンプをしてもらいました。

かかともつま先も浮いて、正しいリズムで4回とも飛べた人を「ジャンプができる」と判定し、つま先が浮かなかった人は、あらためて「できない」

に分類しました。

その結果、「ジャンプができる」と答えた人の約3割が、正しいジャンプをできていませんでした。[*10] 正しくないジャンプのやり方で多かったのは、足の裏をほとんど浮かさずに、ひざだけを屈伸する方法でした【図1-11】。

この人たちも含めて計算したところ、127人のひざに痛みのない集団では、正しいジャンプができない人は22・0％（28人）でしたが、202人の変形性ひざ関節症集団の中で正しいジャンプができない人は72・8％（147人）にも上りました【表1-12】。

この「ジャンプできない人」の割合は、変形性ひざ関節症の集団の方が、ひざに痛みのない集団よりも、統計学的に明らかに多いことがわかりました。つまり、ひざが痛くなってくるとジャンプができなくなることが、この結果からも明らかになったのです。

次に、329人を5つの年齢層に分けて、ジャンプできる人の割合を計算

「ジャンプできる」と答えても、できていなかった例

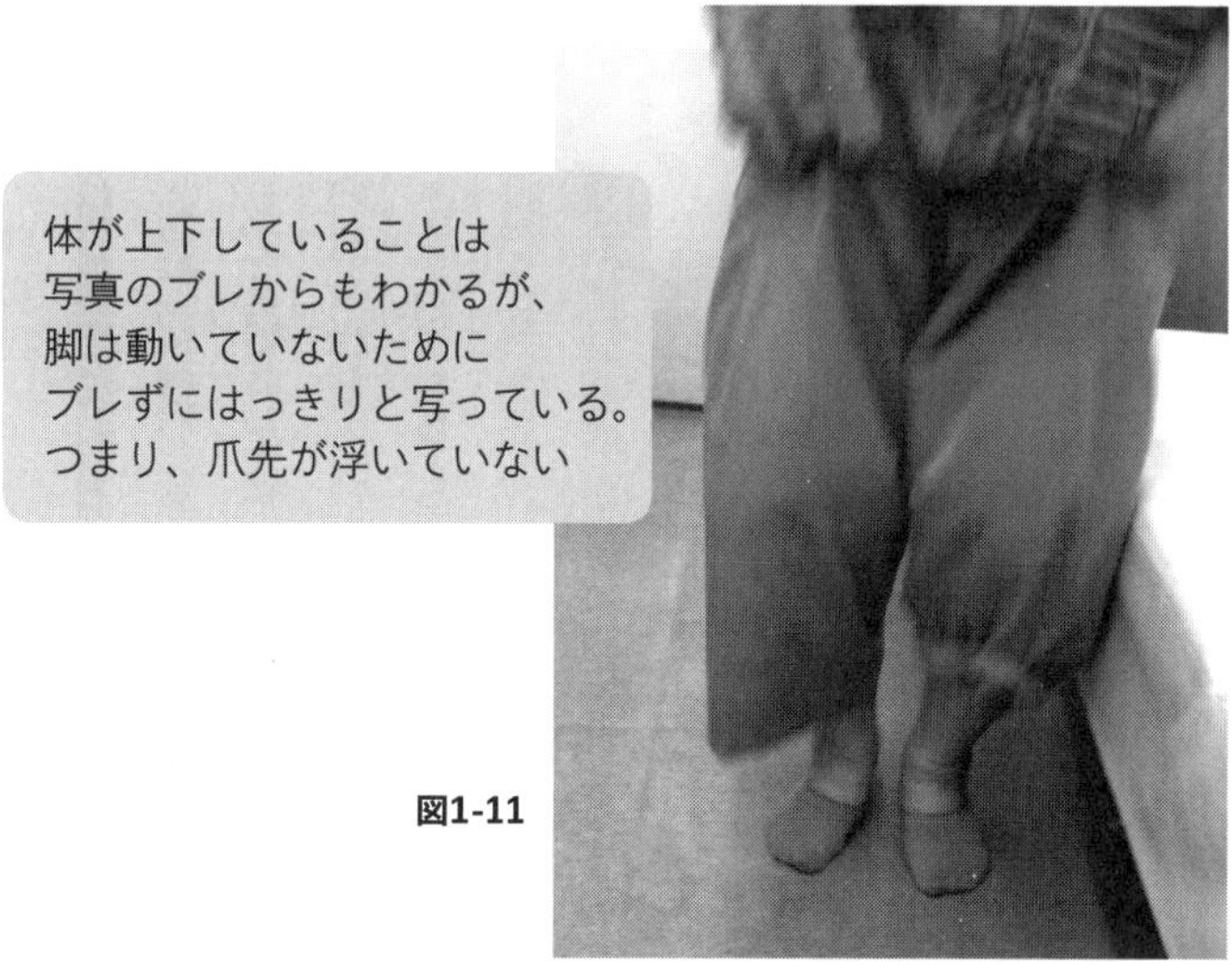
体が上下していることは
写真のブレからもわかるが、
脚は動いていないために
ブレずにはっきりと写っている。
つまり、爪先が浮いていない

図1-11

ジャンプできる人の割合（変形性ひざ関節症と痛みがない集団）

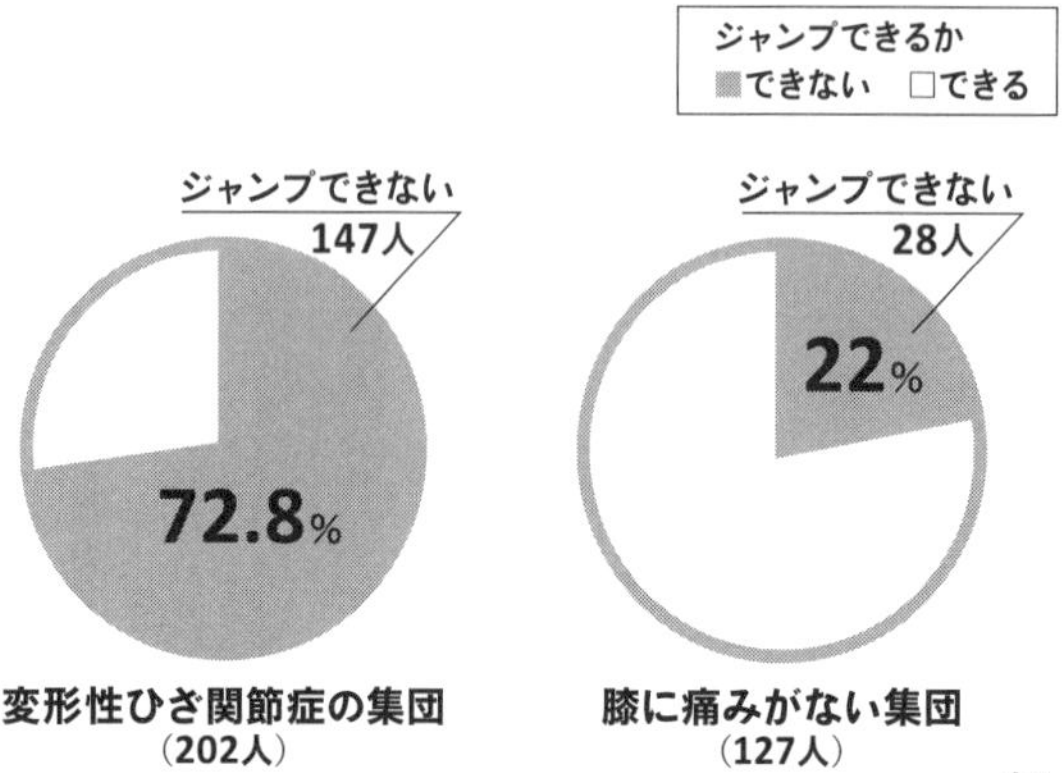
ジャンプできるか
できない　できる
ジャンプできない
147人
72.8%
ジャンプできない
28人
22%
変形性ひざ関節症の集団
（202人）
膝に痛みがない集団
（127人）

表1-12

しました。その結果、「45歳から54歳」(41人)では70・7%、「55歳から64歳」(86人)では69・8%の人がジャンプできましたが、「65歳から74歳」(132人)では36・4%、「75歳から84歳」(62人)では25・8%、「85歳以上」(11人)になると12・5%の人しかジャンプできませんでした。

【表1-13】の棒グラフを見ればわかるとおり、65歳以上になるとジャンプできる人が急激に減るのです。つまり、この本のタイトルで「65歳以上」という具体的な数字をあげたのは、「高齢者と呼ばれるのが65歳以上だから」という意味だけでなく、この調査で、65歳が正しくジャンプできるかどうかの分岐点になっていたことがわかったからです。

「それはトリックではないか。ひざの痛い人の集まる整形外科クリニックで行った調査だから、ジャンプできる分岐点が65歳という若い年齢になったのではないか。整形外科クリニック以外で調べたら、ジャンプできる分岐点の年齢はもっと高くなるはずだ」

そんなご批判があるかもしれません。しかし、この調査では、ひざはまったく痛くないという人が38％（329人中127人）も含まれています。

先ほどの大森先生の研究でも、70歳代の女性の6割が変形性ひざ関節症を患っているという結果が出ています。ですから、街を歩いている人を対象に調査を行ったとしても、つま先の上がるジャンプのできる人は、65歳を境にかなり減ると私は予測します。

ジャンプできる人の割合（年代別）

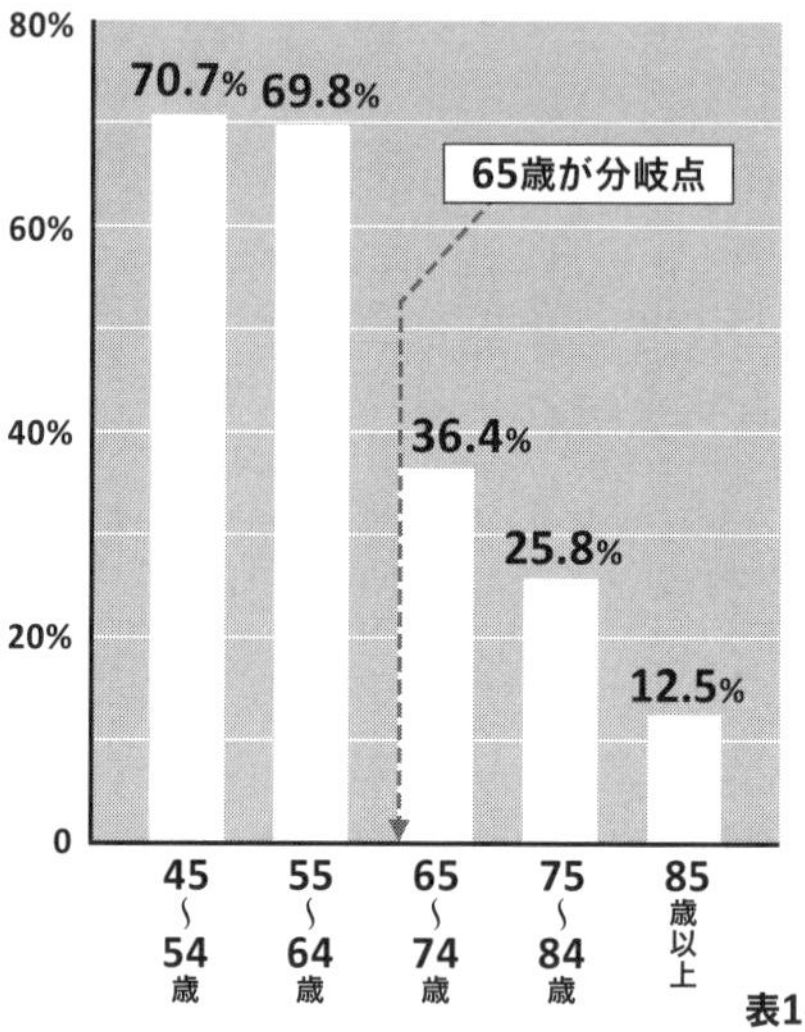

表1-13

だからといって私は、「65歳以上になったら、ラジオ体操をやめましょう」

と主張するつもりは毛頭ありません。しかし、当院での調査結果からも明らかなように、ラジオ体操さえしていれば安心ではないことも事実です。

やはり、65歳以上になったらラジオ体操だけでなく、ひざを伸ばす筋力も鍛えなければ、脚の健康は保てないのです。

ひざの筋力低下や靭帯損傷もジャンプできなくなる原因

ジャンプできなくなるのは、変形性ひざ関節症だけが原因ではありません。ひざのまわりの筋肉や靭帯が原因のこともあります（骨盤、股関節、足首などが原因になる場合もありますが、ここではひざの周りの筋肉や靭帯の問題に限って説明します）。

正しいジャンプをしたときには、太ももの表側にある「大腿四頭筋」が縮み、これによってひざがまっすぐに伸びます。その時、太ももの裏側にある筋肉群「ハムストリングス」はゆるんでいます【図1-14】。

ひざの周りの筋肉や靭帯の動き

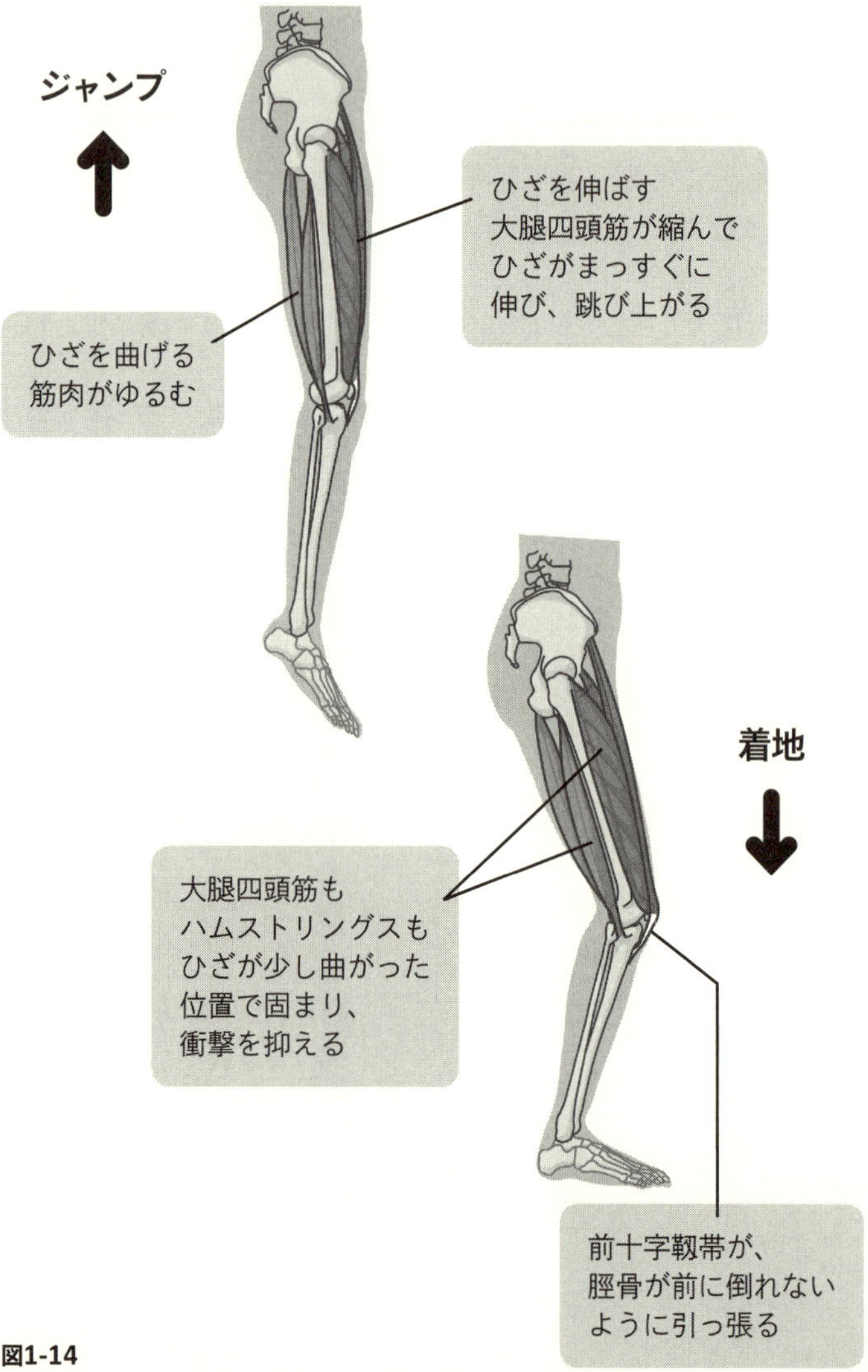
ジャンプ
ひざを伸ばす
大腿四頭筋が縮んで
ひざがまっすぐに
伸び、跳び上がる
ひざを曲げる
筋肉がゆるむ
着地
大腿四頭筋も
ハムストリングスも
ひざが少し曲がった
位置で固まり、
衝撃を抑える
前十字靭帯が、
脛骨が前に倒れない
ように引っ張る

図1-14

ところが、年齢の変化や脚の運動不足のために大腿四頭筋の筋力が落ちてくると、ひざは伸びにくくなり、ジャンプする時に跳ね上がる力が弱くなります。

さらに、着地するときには落下速度も加わるので、体重よりも重い力がひざの軟骨にかかります。この時、大腿四頭筋とハムストリングスは、ひざが少し曲がった位置で動かないように固まって、衝撃を吸収してくれます。

つまり、大腿四頭筋とハムストリングスは上に飛び上がるだけでなく、ひざの負担を和らげる役目も持つ、とても大切な筋肉なのです。

ジャンプするとき重要なのは筋肉だけではありません。ひざには前後方向へのずれを防ぐ「前十字靭帯」という靭帯があり、脛骨（すねの内側の骨）が前に倒れないよう後ろに引っ張る役割を果たしています。

ところが、年齢の変化で前十字靭帯のずれを防ぐ機能が弱くなってくると、着地の時に脛骨が前にずれやすくなるので、ひざが崩れて前向きに倒れそうになります。一度、この経験をした人は、次からジャンプをするのが怖くなり、これが跳べなくなる原因の一つになります。

「ラジオ体操＋ウォーキング」では筋力は衰える

ラジオ体操でジャンプができない分、ウォーキングで脚を鍛えればいいと考える方がいるかもしれません。実際、早朝の公園に行ってみたところ、ラジオ体操会が終わった後、公園内でウォーキングをしてから帰る高齢者の方々を何人も見かけました。

ウォーキングをすれば、脚の筋肉は鍛えられるでしょうか。そこで今度は、前述の戸田クリニックでの調査に参加してくれた変形性ひざ関節症の患者さんに、「現在、何か運動をしていますか?」と質問し、その結果から以下の3集団に分けて、ひざを伸ばす筋力を比較しました〈巻末注釈2〉。

①運動習慣のない集団54人（男性11人、女性43人、平均年齢66・3歳）
②ラジオ体操＋ウォーキング集団38人（男性11人、女性27人、平均年齢68・0歳）
③脚の筋トレ集団38人（男性7人、女性31人、平均年齢68・8歳）

ここでの「脚の筋トレ」とは、椅子に座りひざを伸ばしたまま脚を上げる、一般に最も普及している方法のことです【図1-15】。

またこの研究では、ひざを伸ばす筋力は、読者の皆さんも家庭で手軽に行えるよう、一般的な体重計とトイレットペーパーを使って測定しました*第1章3。

まず、トイレットペーパーが平たくならないよう芯の部分にスプレー缶などの固い筒状のものを挿入し、これを横向きにして体重計の上に置きます。トイレットペーパーの上にひざの裏が当たるよう脚を乗せ、両手はお尻の後ろにつきます。その状態で力を抜いて、最初に脚の重さを計測します。

次に、ひざの裏でトイレットペーパーをグッと下に押しつけ、5秒間で最大の数値を記録します【図1-16】。この下に押しつける力の測定値から、は

一般的な下半身の筋力トレーニングの方法

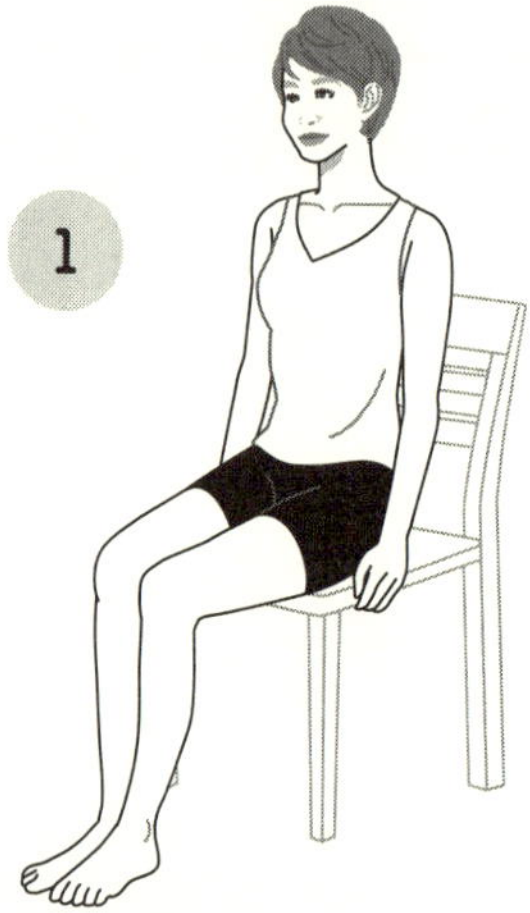

すべりにくい安定した
場所に椅子を置き、
深く腰かける

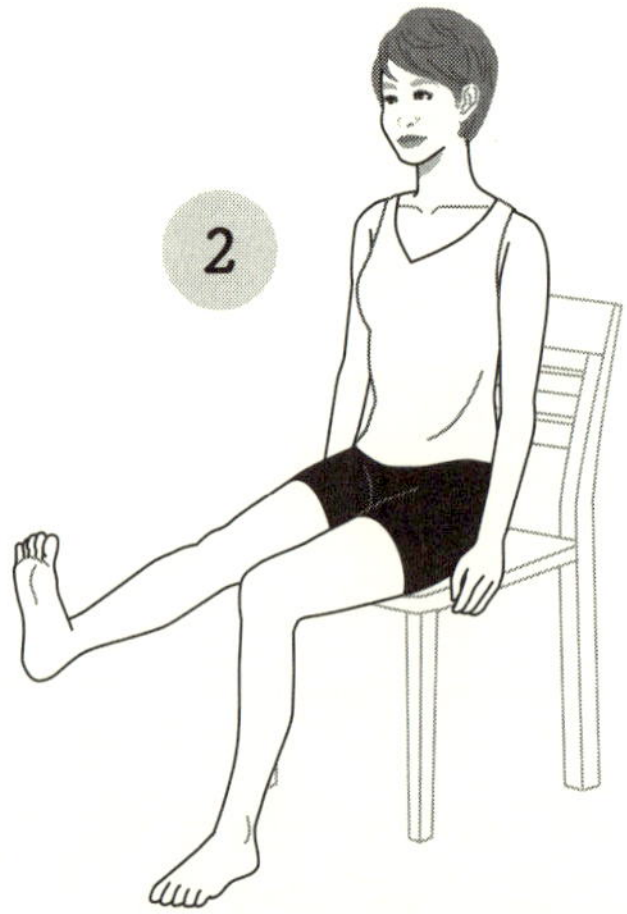

太もも前面を意識しながら、
ひざがまっすぐ
伸びるところまで
ゆっくりと脚を上げる。
そのまま 10 秒保ち、
ゆっくり下ろす

図1-15

ひざを伸ばす筋力の測り方

スプレー缶など固い円筒を
トイレットペーパーの芯の部分に挿入。
その円筒缶が横向きになるように
体重計の上に置く。
ひざの裏をトイレットペーパーの
上に乗せ、両手をお尻の後ろにつき、
力を抜いて体重計に出た脚の重さを測る

1

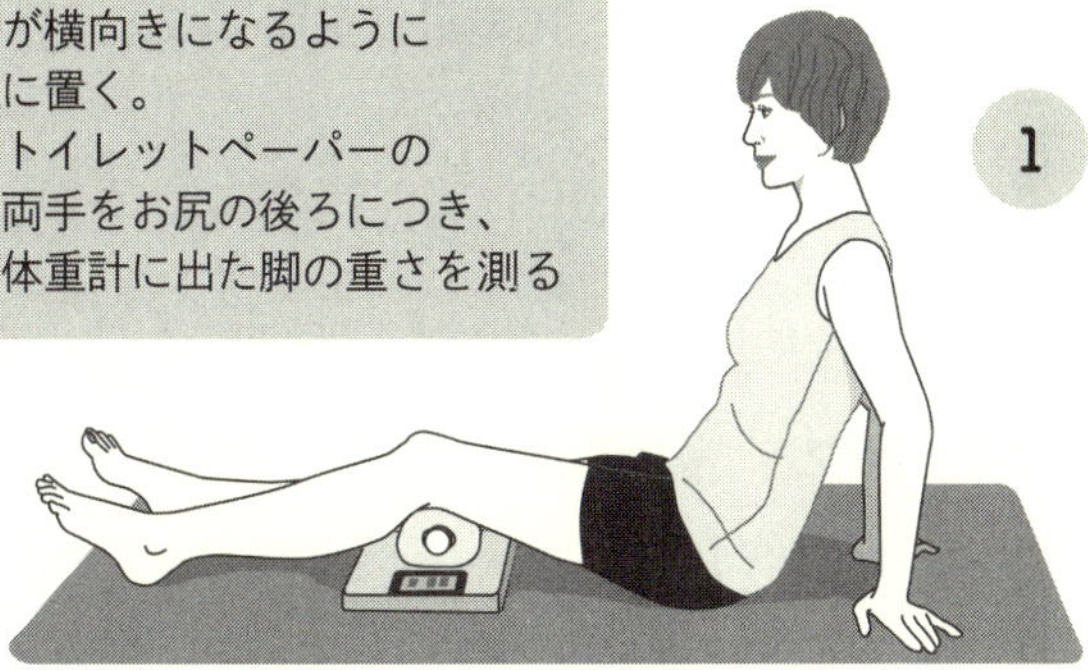

ひざの裏でトイレットペーパーを
グッと下に押しつけて、
5 秒間で最大の体重計目盛を
記録する

2

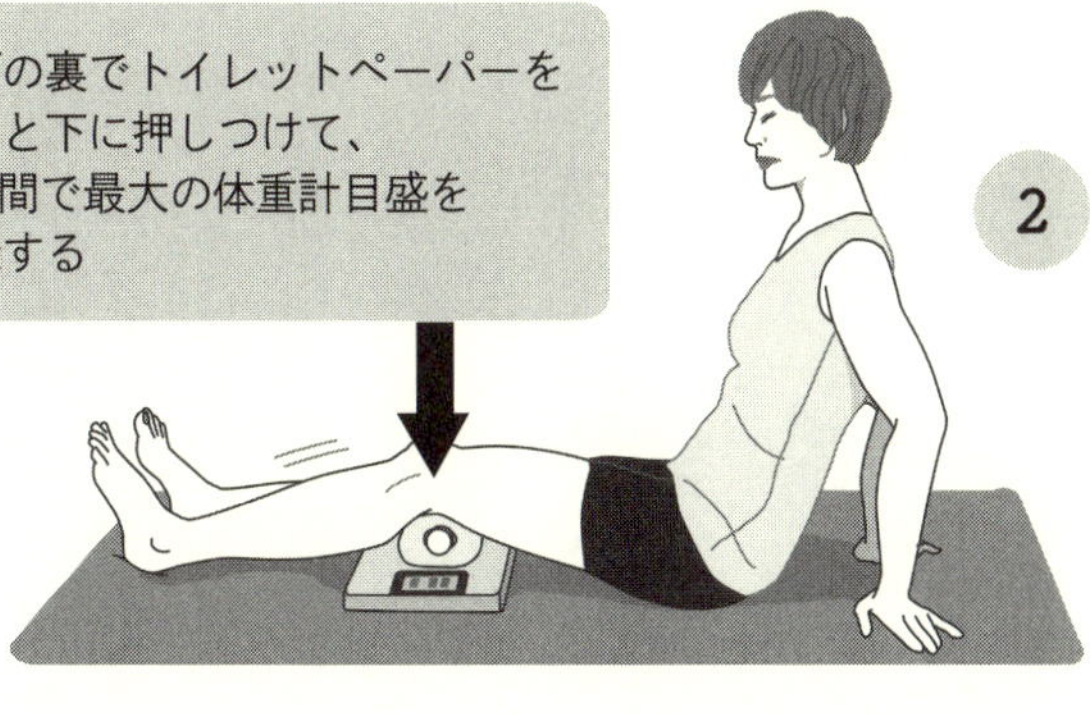

②の数値から①の数値を引いたものを筋力測定値とする

図1-16

各運動集団のひざを伸ばす筋力の平均値と90%信頼区間（単位：kg）

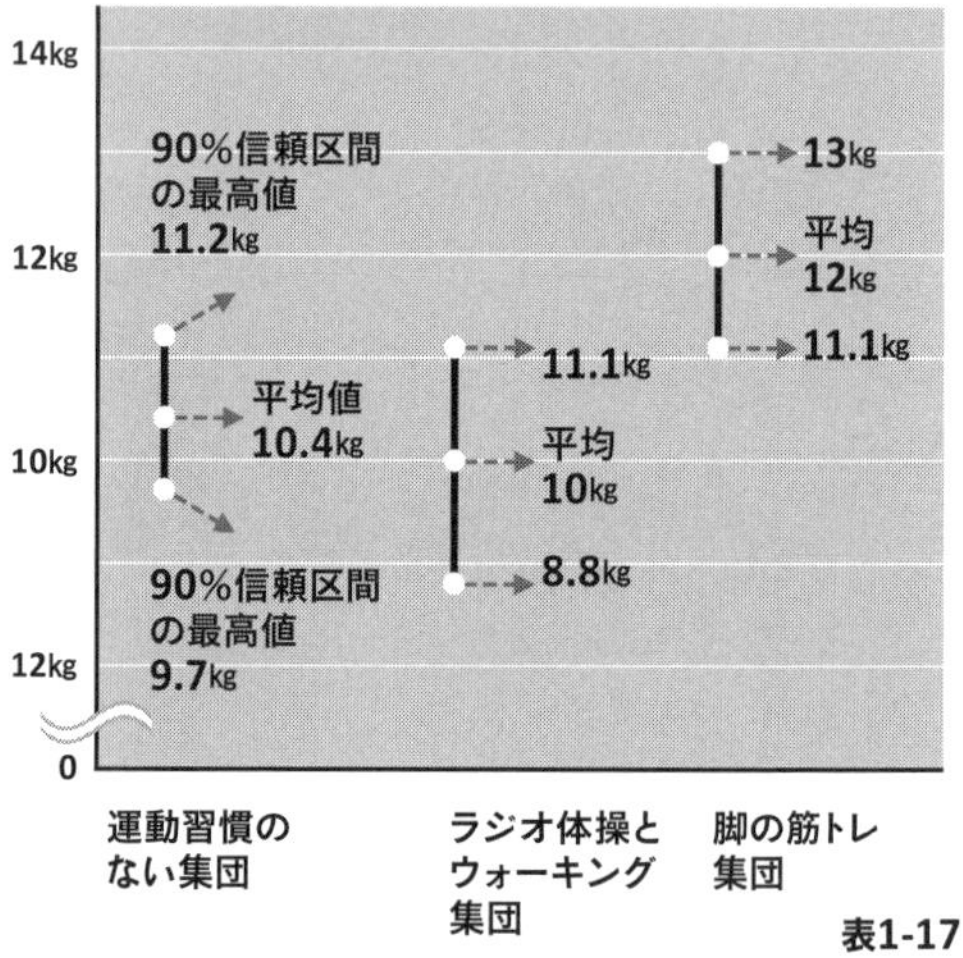
14kg
12kg
10kg
12kg
0
90%信頼区間の最高値11.2kg
平均値10.4kg
90%信頼区間の最高値9.7kg
11.1kg
平均10kg
8.8kg
13kg
平均12kg
11.1kg
運動習慣のない集団
ラジオ体操とウォーキング集団
脚の筋トレ集団

表1-17

じめに測った脚の重さを引いた値を、家庭用体重計による筋力測定値とします。

たとえば、力を入れずに脚を乗せたときの重さが3・5kgで、下に押しつけたときの体重計の数値が14・0kgなら、筋力測定値は14・0－3・5で10・5kgになります。

これを調査協力者のみなさんにも行ってもらったところ、①「運動習慣のない集団」のひざを伸ばす筋力は、平均10・4kg（95％信頼区間は9・7kg～11・2kg）、②「ラジオ体操＋

ウォーキング集団」は、平均10・0kg（95％信頼区間は8・8kg〜11・1kg）でした。

一方、③「脚の筋トレ集団」のひざを伸ばす筋力は、平均12・0kg（95％信頼区間は11・1kg〜13・0kg）でした【表1－17】。

つまり、①「運動習慣のない集団」と②「ラジオ体操＋ウォーキング集団」は互角でしたが、両集団のひざを伸ばす筋力は、③「脚の筋トレ集団」よりも統計学的に明らかに低いという結果でした。

この結果からも、ラジオ体操にウォーキングを加えても、ひざを伸ばす筋力は鍛えられないことがおわかりいただけるかと思います。

ラジオ体操もウォーキングもひざ痛には逆効果

問題はそれだけではありません。実はウォーキング自体が、ひざにはあまりよくないのです。

「健康で長生きするために自分でできること」というと、多くの人がまず思い浮かべるのがウォーキング（＝長時間続けて歩くこと）ではないでしょうか。

京都府立医科大学医学部の木村みさか先生（現・京都学園大学教授）たちが実施した調査でも、高齢者が行っている運動は「散歩」が最も多く、男性で45・8％、女性で37・7％でした。[*11] 若いころからスポーツの習慣を持つ人が少ない日本の高齢者にとって、運動といえば「歩く」が常識になっているようです。

確かに、ウォーキングなどの有酸素運動（息を吸ったり吐いたりしながら行う運動）は持久力を高め、心臓や血管などの循環器疾患には有効です。

しかし私のクリニックには、高血圧症や糖尿病で内科医から「もっと歩きましょう」と指導され、それが原因でひざに水がたまって来られる患者さんがたくさんおられます。

とくに肥満した人は、ウォーキングによってひざの痛みが増してしまいます。私も、内科医から「もっと歩きましょう」と指導されている変形性ひざ関節症の肥満女性20人を対象に調査研究を行ったことがあります。

その方々に、1日に6千歩以上歩きながら、3週間痛み止めの薬を飲んでもらい、週に2回ひざを温めに来てもらいました。その結果、3週間のあいだに「もうひざが痛くて1日に6千歩は歩けない。注射を打ってください」と訴えられた方が33％（20人中6人）もいらっしゃいました。[*12]

ウォーキングでひざ痛が悪化するのは、歩くときにひざがしっかりと伸びていないからです。年をとると、背骨がだんだん曲がってくるため、上半身が前かがみの姿勢になります。すると、その姿勢を立て直そうとして骨盤が後ろに傾き、その骨盤の傾きを立て直そうと、ひざの曲がった歩き方になるのです。

歩くときにひざにいちばん体重がかかるのは、体を前に進めようと片方の

ひざに負担のかからない歩き方

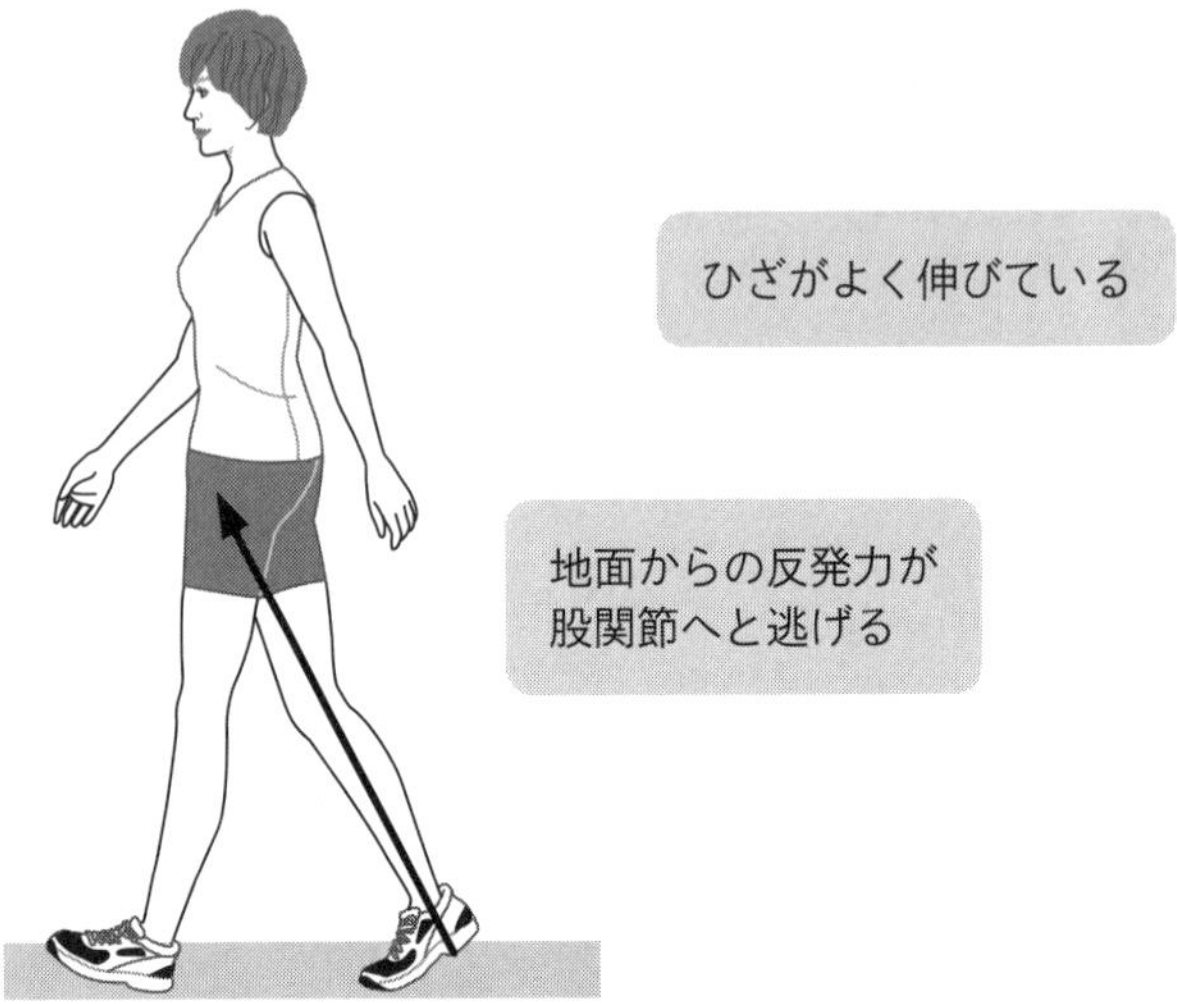
ひざがよく伸びている
地面からの反発力が股関節へと逃げる

ひざに負担のかかる歩き方

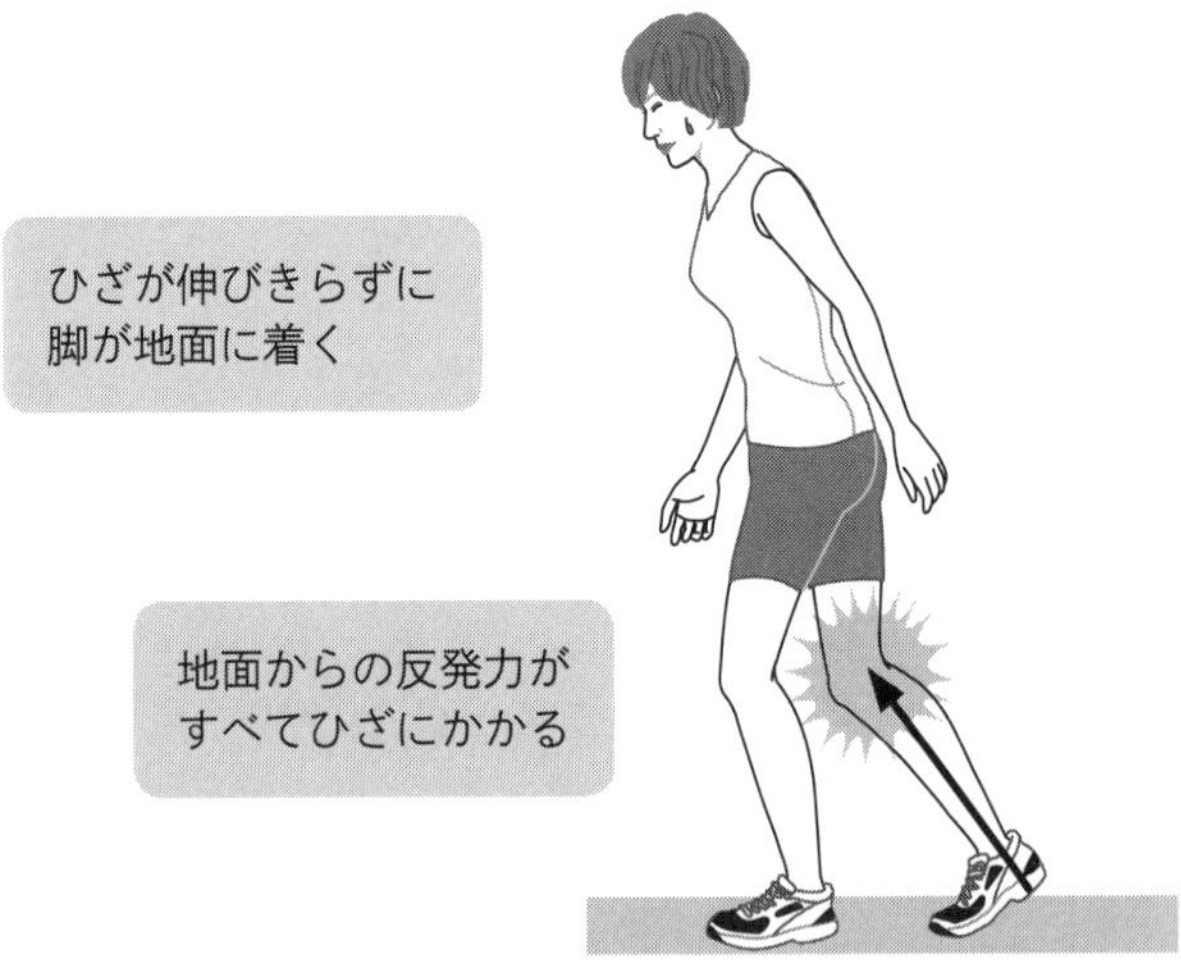
ひざが伸びきらずに脚が地面に着く
地面からの反発力がすべてひざにかかる

図1-18

脚を振り出し、もう片方の足で全体重を支える瞬間です。このとき、体重を支える後ろの脚のひざがしっかり伸びていれば、地面からの反発力が股関節や骨盤にも分散されます。

ところが、ひざが伸びきっていない状態では、地面からの反発力がすべてひざにかかってくるのです【図1-18】。

ひざに負担をかけずにウォーキングをするには、ひざをしっかり伸ばし、正しい歩き方をしなければなりません。ひざを伸ばす筋肉は、太ももの前面にある大腿四頭筋です。この筋肉を鍛えておけば、歩くときにひざがピーンと伸びるので、ひざの負担を減らせます。

ウォーキングをするにしても、まずはひざを伸ばす筋肉を鍛えることが大切なのです。この順番を間違えてはいけません。

第2章

ラジオ体操の「効果」を検証する

正しくラジオ体操を行ったとしても、
健康への効果は限定的です。
呼吸機能やダイエットに効果があるとは言えず、
脚の筋肉を鍛える運動もありません。
ラジオ体操のどの点が良くて何が足りないのかを
理解して、上手に利用しましょう。

ラジオ体操のメリットとデメリット

ラジオ体操には、いい面もたくさんあります。ですが、正しくラジオ体操を行ったとしても健康への効果は限定的で、それだけでは万全とは言えません。それどころか、ひざや腰を痛めるなど、逆効果になってしまう場合もあります。

それだけに、ラジオ体操をするにしても、どういう点がよくて、何が足りないのかをしっかり理解したうえで、上手に利用するべきだと思うのです。

ではラジオ体操のメリットは、どこにあるのでしょうか。神奈川県立保健福祉大学の健康サポート研究会（以下、〝研究会〟）が、毎日ラジオ体操をしている60歳以上の男女506人（男性211人、女性295人）を対象に、ラジオ体操が体にどんな影響を与えるかを調べた報告書があります[*1]。

それによると、ラジオ体操は少なくとも「血圧」「手足の血行」「精神的健康」には効果があると言えそうです。この調査研究の結果から、該当部分を確認してみましょう。

「血圧」「血行」の改善には有効

まず「血圧」です。現在、日本高血圧学会が定めた基準によると、収縮期140／拡張期90㎜Hg以上で高血圧と診断されます。この調査では、ラジオ体操を実施している人の高血圧の割合は、男性が60・4％、女性が49・9％でした。

研究会は、この数値を厚生労働省の調査（「第5次循環器疾患調査」）に基づく全国平均値と比べています。その結果、ラジオ体操を実践している男性の数値は全国平均（59・3％）とほとんど変わりませんでしたが、女性は全国平均（56・8％）と比べて7・9％も低いことがわかりました。

つまり、少なくとも女性については、ラジオ体操が高血圧予防になる可能性があるということです。もともと、高血圧の改善や予防には運動が効果的なことが知られており、日本高血圧学会のガイドライン（診療指針）でも、運動と食事による生活習慣の改善が治療の基本とされています。ですから、ラジオ体操で体を動かす習慣が、血圧の改善や予防に効果的なのは納得できる話です。

ただし、国際的なガイドラインでは、体操よりも室内での自転車こぎ運動であるエアロバイクが推奨されています[*2]。これは、エアロバイクだとひざに過度な負担をかけることなく、有酸素運動ができるからです。

また、血圧の面で言うと、冬場のラジオ体操は注意するべきでしょう。気温が低いと血圧が上昇するからです。とくに脳出血は、血圧が急上昇する冬場の早朝に多いのです。ですから、高血圧の人が冬の寒い時期にラジオ体操をする際には、体が冷えないよう十分防寒するなど用心して行ってください。

次に、「手足の血行」に関する調査結果を見てみましょう。手足の血行を調べるのに、研究会は「加速度脈波」を測定しています。これは、指の先の末梢血管に流れる血液の量（容積）の変化を電気的に検出する方法です。

加速度脈波の測定結果は心電図のような波形で表わされます。そして、その形によって、段階的に血液循環の良し悪しを評価することができます。

加速度脈波を調べると、一般的に、高齢になるほど悪い波形の人が増えます。これは、血管の動脈硬化が進むためと考えられています。60歳以上になると悪い波形の人が40％以上を占めるようになるのが一般的です。

しかし、この調査研究によると、ラジオ体操を実施している人で悪い波形が40％以上を占めたのは80歳以上の女性のみで、それ以外の年代の人で悪い波形の人は男女とも40％以下でした。つまり、ラジオ体操を毎日続けている人は、一般の人より血液循環がよいと考えられるのです。

私も論文を検索してみたところ、加速度脈波はラジオ体操以外の腕を動かす運動でも改善するという研究結果がありました。[*3] ですから、ラジオ体操の腕を動かす運動が指先の血行をよくするのは、納得できる結果です。

血液循環が悪いと、手足の冷えやむくみの要因になると言われています。ですから、ラジオ体操をすることで、冷えやむくみを予防・改善することができるかもしれません。

また、加速度脈波が悪くなるのは動脈硬化が原因と考えられますので、ラジオ体操を続けている人で血液循環がよかったのは、もしかすると毎日運動することで動脈硬化（つまり血管の老化）を防ぐ効果もあったのかもしれません。

「精神的健康」には効果あり

次に、「精神的健康」についての調査結果も見ておきましょう。研究会はメンタルテスト（「こころの健康」ＧＨＱ12）を行い、ラジオ体操実践者を「精神的健康者」と「精神的不健康者」に分けて解析しています。

その結果によると、男女とも90％の人が「精神的健康者」でした。この割合は70歳代の人が高率で、とくに男性で年齢と精神的健康との間には統計学的に明らかな関連性がありました。

また、研究会は精神的健康とラジオ体操の経験年数についても関連性を調べています。経験年数を「1年以下」「1〜5年以下」「5〜10年以下」「10年以上」の4水準に分けて分析したところ、男女とも「5〜10年以下」の人がもっとも精神的健康者の割合が高く、とくに女性でラジオ体操の経験年数と精神的健康との間に統計学的に明らかな関連性がありました。

この結果から、男性ではラジオ体操を高齢まで続けていることが、女性ではラジオ体操を長く続けていることが、精神的健康の保持増進によい効果をもたらしている可能性があると言えそうです。

ダイエットには効果なし

しかし、あまり効果が期待できない項目もあります。たとえば「体重」です。研究会は、ラジオ体操と「体重」との関連についても調べています。ラジオ体操を実践している人の中には、ダイエットを目的としている人もいることでしょう。

この調査研究の対象となったラジオ体操実施者の肥満度（〝BMI〟＝体重〈kg〉を身長〈m〉で2回割った指数）は、男性ではどの年齢層でも全国平均より高いという傾向がありました。一方、女性では一定の傾向は見られませんでした。

次に体脂肪率ですが、男性はどの年齢層でも標準値以内でしたが、女性では全年齢層で30％以上を示し、軽度な肥満傾向がありました。

つまり、ラジオ体操を実践している人は男女ともやや太り気味で、減量の目的も兼ねて行っている人が多い可能性があるのです。

では、実際にラジオ体操にはダイエット効果はあるのでしょうか。

研究会は、ラジオ体操の経験年数を「1年以下」「1～5年以下」「5～10年以下」「10年以上」の4群に分け、腹囲径（おへそ周りの長さ）を測定しています。その結果、男女ともに継続年数が長くなるほど、腹囲径が減るという統計学的結果は出ませんでした。

つまり、内臓の脂肪を減らすために長年ラジオ体操を行っても、効果はないと考えられるのです。

ちなみに、腹囲径が男性で85㎝以上、女性で90㎝以上あると、「内臓脂肪肥満」と診断されます。さらに、高血糖、高血圧、脂質異常のうち、いずれか2項目以上が当てはまると、「メタボリックシンドローム（内臓脂肪症候群）」

と診断されます。

健康診断などで「メタボ」と指摘されたので、少しでも改善しようと毎日、ラジオ体操をがんばっている方も多いでしょう。しかし、ラジオ体操には体重を減らしたり、おなかを引っ込めたりする効果は、あまりなさそうです。

それ以上に、太り気味の人がラジオ体操をする際には、注意すべき点があります。体重の重い人が立って体を動かすとひざにかかる負担が増し、変形性ひざ関節症を起こしやすくなるのです。その意味でも、減量やメタボ解消を目的にラジオ体操をするのは、あまりおすすめできません。

呼吸機能は改善できない

もう一つ、ラジオ体操ではあまり効果が期待できない項目があります。それは「呼吸機能」です。

ラジオ体操第一には「胸を反らす運動」があります。この運動では、「胸部を大きく広げて胸の圧迫を取り除き、呼吸機能を促進させる」ことが目的とされています。では実際に、ラジオ体操は呼吸機能の促進に役立っているのでしょうか。

それを調べるため、研究会はラジオ体操実践者の「%肺活量」も測定しています。%肺活量とは、男女差、年齢、身長などを加味して計算された「期待できる肺活量（息を吐き出したときの空気量）」に対して、実際の肺活量が何%だったかを示す数値です。これが80%以下だと「拘束性換気障害」と判断されます。

この%肺活量を測定したところ、ラジオ体操を毎日実践している人で80%以下だった人は、男性で24・0%、女性で24・16%もいました。つまりほぼ4人に1人が拘束性喚起障害の疑いありという結果だったのです。

研究会は、「測定に慣れていないこともあるため、今回の測定のみで判断するには無理があると考える」としています。とはいえ、平均値で見ても％肺活量は男女ともに90％台で、期待できる肺活量（１００％）を超える数値にはなっていません。

肺活量を増加させるためには息を吐ききることと、限界まで息を吸い込むことを意識して鍛えること、つまり、肺を限界まで収縮・拡張させることが重要です。

しかし、胸を反らす運動だけでは、肺を十分に収縮・拡張させることはできません。また、ラジオ体操には、第一、第二とも最後の13番目に「深呼吸」がありますが、私がラジオ体操をやっている人の様子を直接観察したところ、「やったつもり」になっている人がほとんどでした。

当然、「やったつもり」の深呼吸では、呼吸器の老化は防げません。ラジオ体操で肺活量を増やそうとするなら、深呼吸もしっかりと行う必要があるのです。

「骨密度」や「ふらつき」への効果は不明

これらに加え、研究会はラジオ体操実践者の「骨密度」と「重心動揺性（ふらつき）」も測定しています。骨密度が低くなると骨折しやすくなり、ふらつきやすくなると転倒しやすくなります。高齢者の場合、どちらも寝たきりの原因になりますので、骨密度と重心動揺性の予防・改善はとても大切です。

骨密度は年齢が高くなるほど低下し、とくに閉経後の女性では骨がスカスカになる「骨粗鬆症《こつそしょうしょう》」になりやすいことが知られています。これを予防するには運動が効果的とされています。運動によって骨に負荷をかけることで、骨にカルシウムが沈着しやすくなるからです。

では、ラジオ体操をすれば骨粗鬆症を防げるでしょうか。結論から言うと、あまり予防効果は期待できないようです。この調査によると、ラジオ体操実践者では、男性は65歳以上、女性では60歳以上の10人に1人は骨粗鬆症かその徴候が認められました。この数字は全国平均と大差がありませんでした。

次に、重心動揺性はどうでしょう。この調査では、眼を開いた時と閉じた時のふらつき具合の比率などを調べていますが、結局、ラジオ体操の効果と重心動揺性に関するデータとの間に明確な関連性が見い出せず、研究会は「コメントを控える」と書いています。

ひざや腰を傷めるリスクがある

以上の調査研究結果から、ラジオ体操が体に与える影響を、次のようにまとめることができます。

〈効果あり〉
・女性の高血圧予防にはラジオ体操は有効である。
・ラジオ体操を毎日続けていると指先の血液循環がよくなる。
・男性ではラジオ体操を高齢まで続けていることが、女性ではラジオ体操を長く続けていることが精神的健康の保持増進に良い。

〈効果なし・効果不明〉
・ラジオ体操には体重や脂肪を減らすダイエット効果はない。
・胸を反らす運動や深呼吸をやったつもりになっていても、呼吸機能を維持・改善する効果はない。
・ラジオ体操をしても骨密度の改善やふらつき防止にはならない。

注意点はこれだけではありません。第1章でも述べた通り、高齢者で太り気味の人がラジオ体操をすると、ひざに過度な負担がかかって変形性ひざ関節症を引き起こし、悪化させるリスクがあります。

とくにラジオ体操第一と第二の11番目にある「両足で跳ぶ運動」がよくありません。これをまじめにやればやるほど、ひざに負担がかかります。ですから、太り気味の人やひざに違和感がある人がラジオ体操をする際には、跳躍はやめたほうが無難です。

さらに、整形外科の専門家から見ると、ラジオ体操ではもう1つ注意してほしい動きがあります。それはラジオ体操第一と第二の6番目にある「体を前後に曲げる運動」です。

長時間座っていて骨盤まわりの筋肉が硬くなっている人が体を前屈すると、骨盤が前に傾かないため、腰椎だけを使って前屈しようとするので、腰にかかる負担が大きくなります【図2-1】。だから、前屈する運動で痛みを感じる人は、まず骨盤の周りの筋肉を柔らかくするストレッチをしておく必要があります。

「体を前後に曲げる運動」の影響

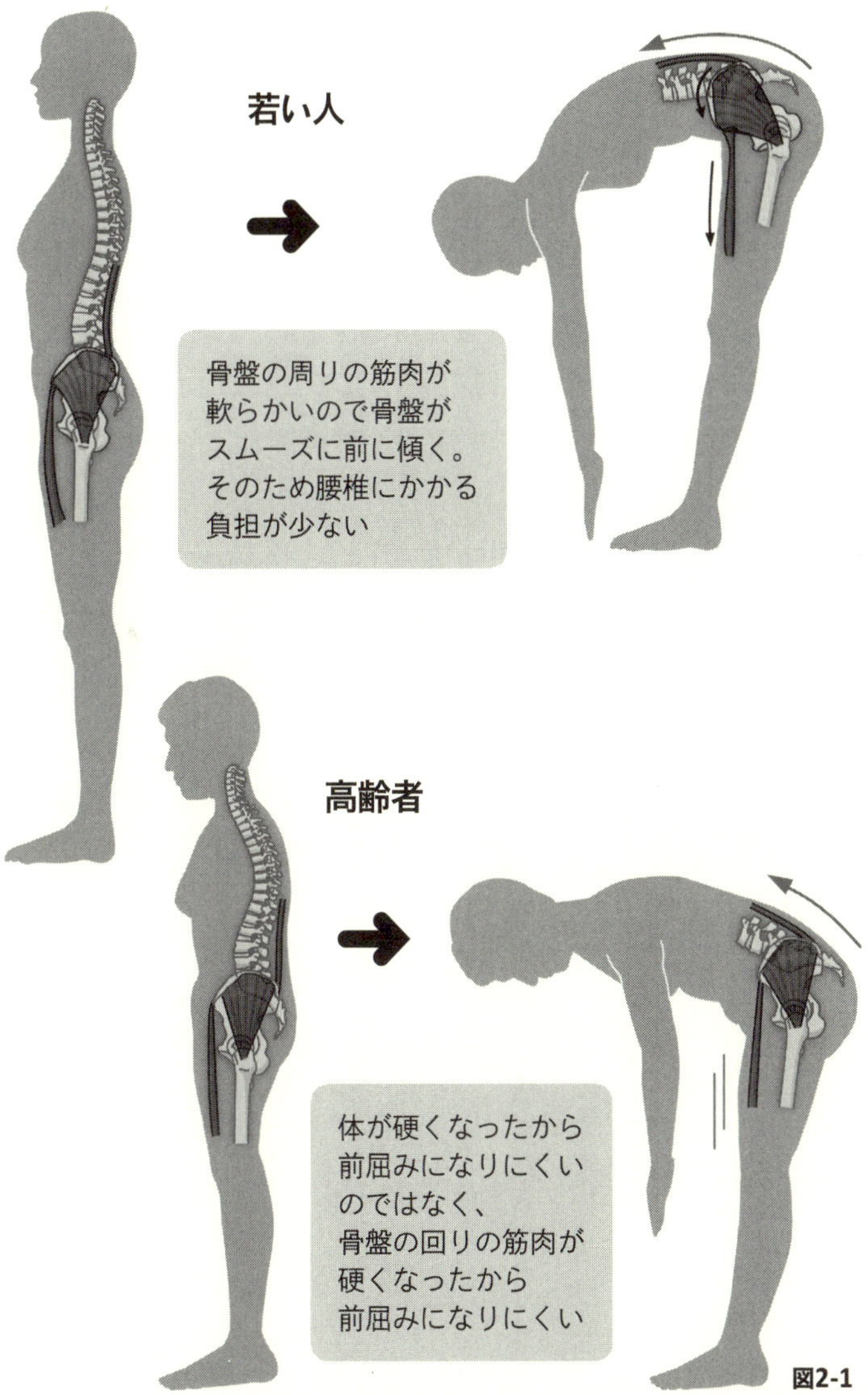
若い人
骨盤の周りの筋肉が
軟らかいので骨盤が
スムーズに前に傾く。
そのため腰椎にかかる
負担が少ない
高齢者
体が硬くなったから
前屈みになりにくい
のではなく、
骨盤の回りの筋肉が
硬くなったから
前屈みになりにくい

図2-1

肩こりの解消に直結する運動ではない

ＮＰＯ法人全国ラジオ体操連盟から『ラジオ体操　みんなの体操　理論と実践』という本が出ています。同書では、ラジオ体操の目的を「体（関節）の可動域や柔軟性の確保」とする旨が書かれています。[*4] 実際に、ラジオ体操にはそのような効果があるのでしょうか。

先ほど紹介した研究会は、ラジオ体操を継続している効果についても質問を行っています。[*1] その結果、女性では「肩こりがよくなった」と答えた人が83・1％もいました。この数字を見て、「ラジオ体操の腕を回す運動が肩こりを解消したのだろう」と考える人も多いのではないでしょうか。

しかし、この結果は本人が感じている印象であり、数値で表される客観的なデータによってラジオ体操の肩こりに対する効果を示した論文は、整形外科医である私が検索した範囲では見つかりませんでした。

ニュージーランドのマッケンジー先生は、肩こりの原因は肩を丸めた猫背のままで腕を前に伸ばす姿勢（料理をする、掃除機をかける、車を運転する、パソコンのキーボードを打つなど）だと書いています。[*5]

マッケンジー先生は、肩こりを治す体操として、痛む腕を痛まない腕で後ろ手に上げる運動などを推薦しています【図2-2】。しかし、ラジオ体操には、腕を後ろ手に上げる動作は含まれていません。

ではなぜ、ラジオ体操が自分で感じている肩こりを解消したのでしょうか？　私は、前述した「ラジオ体操を毎日続けていると血液循環がよくなる」という効果で、肩の筋肉の血流がよくなったからだと考えます。

ラジオ体操が本当に肩関節の可動域や柔軟性を高め、結果として肩こりなどの解消につながると言うためには、より科学的な研究を積み重ねていく必要があるでしょう。

肩こりに効果のある体操

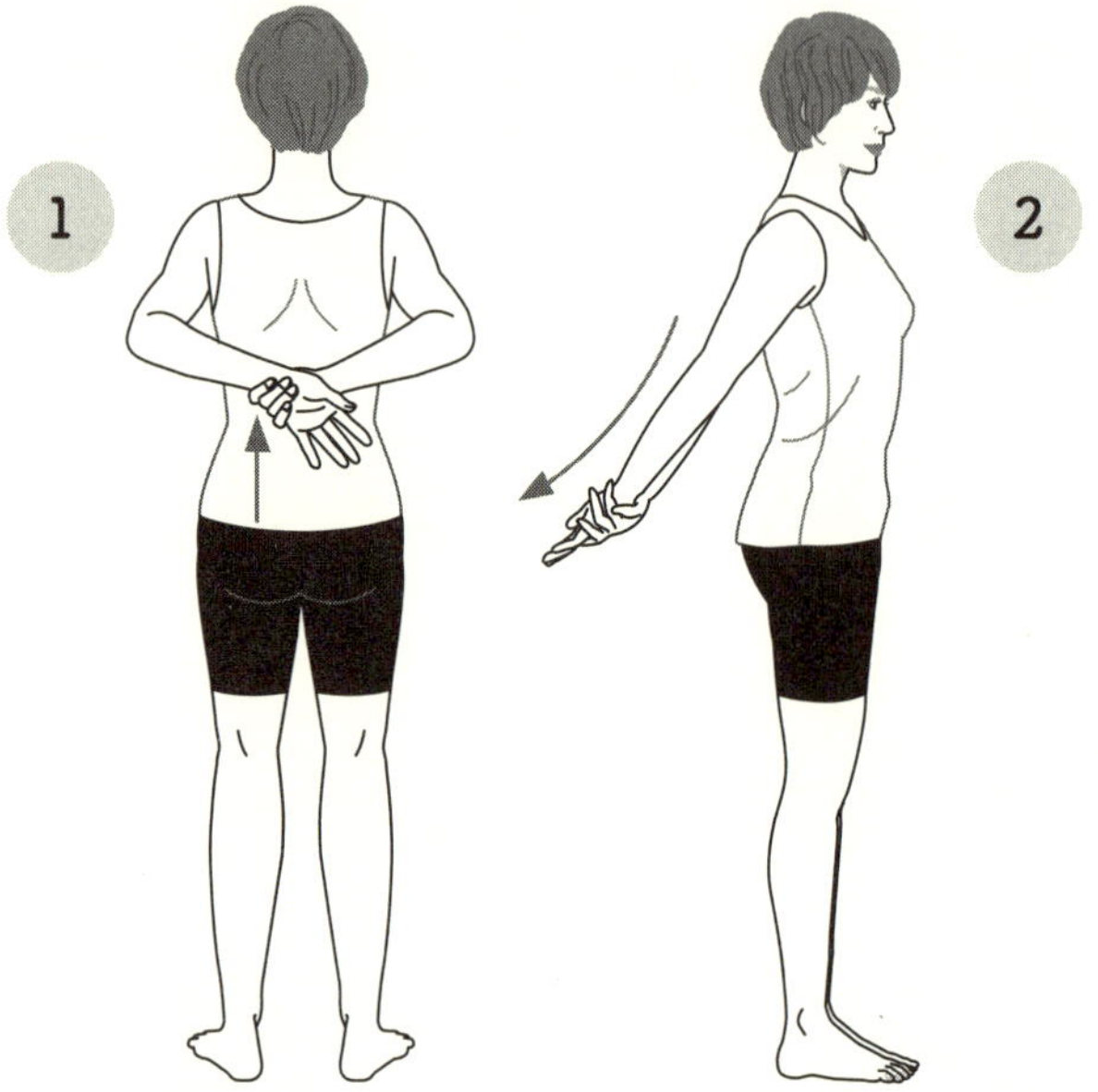

痛む腕を後ろに上げる

痛くない腕で
痛む腕を後ろに押す

図2-2

ラジオ体操では脚の筋肉は鍛えられない

これまで長年、高齢者には安全面の配慮から、ラジオ体操のように強度が低く、持久的な運動が推奨されてきました。

しかし、高齢者のトレーニングに関する最近の研究では、強度の低い持続的な運動よりむしろ、短時間で高強度の運動を行うべきだとされています。*6なぜなら高齢者には筋肉量と筋力の低下を抑えることこそが、日常生活の動作を保つために重要だからです。

人間は年をとればとるほど、筋肉量が減少していきます。これを専門用語で「サルコペニア」と言います。老年医学や整形外科の分野では、サルコペニアは高齢者の生活の質を落とす大きな問題の一つと認識されています。

実際、80歳以上の男女を対象とした測定で、椅子からの立ち上がりや階段を昇る能力は、脚の筋力の強さと正比例するという研究結果があります。また、脚の筋力不足は、高齢者の転倒の要因の一つとも指摘されています。

しかし、残念ながらラジオ体操には、脚の筋肉を鍛える運動がありません。ラジオ体操をやっているだけでは、高齢者の日常生活動作能力を維持したり、高めたりする効果は期待できないのです。

ですから、日常生活動作を維持・向上させるには、ラジオ体操だけで満足するのではなく、脚の筋力トレーニングを付け加える必要があります。しかも、そのトレーニングはひざを守りながら行わなければなりません。

その目的にぴったり叶うのが、「脚のレジスタンストレーニング（抵抗を加えた筋力トレーニング）」なのです。このトレーニングは、筋力の不足から生じる活動能力の低下を防ぎ、転倒の予防に効力を発揮します。[*7]

レジスタンストレーニングの例として、スポーツクラブや整形外科のリハビリ室によくあるエアロバイク（室内自転車）や水中ウォーキング（プールで歩く）をあげることができます。

エアロバイクは、運動する人の脈拍数に合わせてペダルの抵抗を変えてくれます。水中ウォーキングも進行方向にある水の圧力が抵抗になりますので、脚の筋肉量を増やすことができます。

一方、単なるウォーキングでは抵抗がかかりませんので、脚の筋肉量は増やせません。ラジオ体操の後にウォーキングすることを日課にしておられる高齢者が多くいらっしゃいます。しかし、ウォーキングもラジオ体操と同じく、血圧を下げ、血液循環を改善する運動ではありますが、脚の筋肉量を増やす運動ではありません。

本書第4章で脚の筋肉を鍛える運動の方法をよりくわしく解説しますので、ぜひ習慣づけて実践していただければ幸いです。

みなさんの体験談

着地のときの痛さを考えたら、こわくて跳べないんです

K・Uさん（大阪市東淀川区・68歳男性）

建築現場の朝はラジオ体操から始まります。建築や工事関係の現場はどこでも、朝礼のときにラジオ体操をやっているのではないでしょうか。今は機械のメンテナンスの仕事をしていますが、そこでも毎朝ラジオ体操をしており、私もシフトの関係で3日に1回はラジオ体操をしています。

年齢とともにジャンプの運動ができなくなり、ここ5、6年は跳ぶ格好だけしています。着地のときの痛さを考えたら、こわくて跳べないんです。ひざが痛いのに、年をとってからも跳んでいたのが、ひざにはよくなかったかなと思います。

最初にひざが痛み出したのは約20年前、阪神大震災がきっかけでした。電

気工事の仕事をしていたので、半年ぐらい復興工事のお手伝いのため、神戸に通っていたんです。朝5時半に起きて大阪の自宅を車で出発し、家に帰るのは夜12時過ぎというハードな毎日で、まともに休みがとれませんでした。

腰にペンチやドライバーの入った10kg以上ある袋をぶら下げながら、現場の階段を昇り降りしていました。それで右ひざが痛くなり、かばっているうちに左ひざも痛くなったんです。あまりに痛くて、横断歩道の真ん中で歩けなくなったこともありました。車の乗り降りをするだけで痛く、たまにひざがカクンと崩れることもありました。

近所の整形外科に通って注射を打ってもらったりしていたのですが、戸田クリニックに通い出したのは、家内の友だちが「江坂にひざで有名なお医者さんがいる」と教えてくれたのがきっかけです。

エコー（超音波）の画像を見ながら的確なところに打ってくれるからだと思うのですが、戸田先生に注射を打ってもらった後は、これまでと痛みの取れ具合が全然違います。階段を下りるときは相変わらず痛いのですが、上りは痛みなく上がれるようになりました。

今は痛くなったら注射を打ってもらい、ひざの痛みのある部分を筋肉の走行に沿ってスティック糊で引き伸ばすストレッチ（痛点ストレッチ＝第4章参照）をするぐらいで、脚の筋肉を鍛えることはしていません。戸田先生は「筋トレを続けたらいいですよ」と言ってくれるのですが、家内が病気になって家事もしないといけないので、なかなか時間がとれません。

非番の時は時間が空いたら、ひざに負担をかけないよう、自転車で近所をうろうろしています。戸田先生からは「あと5〜6kgを目標に体重を減らしてください」と言われました。でも、職場で機械が運転中のときは待機するしかなく、眠くなるのでどうしてもお菓子を食べてしまいます。

体重を減らせば、ひざが楽になるのはわかっているのですが、もともと運動が好きなほうではないので、なかなか難しいですね。


（＊以下、体験談は2015年9月に取材した当時の年齢で掲載しています）

みなさんの体験談

ウォーキングでひざを悪くするなんて、思いもしませんでした

宇山多喜子さん(大阪府吹田市・72歳)

以前は毎朝、公園でやっているラジオ体操会に出ていました。最近は日曜日のお昼にテレビを見ながらやっていますが、跳び上がって着地するとき痛むだけでなく、ひざのクッションがなくなってペチャンコになるような気がして、こわいです。ですから今は、跳躍のときは足踏み程度にしています。

私は21年間、1万歩のウォーキングを欠かしたことがありませんでした。「絶対に寝たきりにならず、ポックリと行きたい。それには脚を鍛えることが大切だ」と思ったからです。朝5時に起きて1時間半ほど、雨の日でも傘をさして、家のまわりや川のほとりを歩いていました。

ところが、歩いているうちに、だんだんひざが痛くなってきて、水がたま

ってきたんです。旅行にも行きたいけど荷物が重くて、子どもと一緒でないと歩けませんでした。一時は何もする気が起こらず、「このまま寝たきりになるかも」とさえ思いました。それでも朝起きたら、何千歩も歩いていたんです。

どうしようと思っているときにテレビで戸田先生を見て、子どもがパソコンでクリニックを調べてくれました。初めて受診したのは2014年3月のことです。

「戸田先生に、「いくら歩いても、ひざに筋肉をつけないと改善には向かいません」と言われて、教えていただいたスクワットを朝、昼、晩、テレビを見ながら5回ずつ実践するようになりました。そのおかげで脚が太くなって頑丈になり、ひざを伸ばす筋力の数値も7・6kgから9・9kgに上がりました。

「戸田先生にかかってから、水もあまりたまらなくなり、ひざが痛くて眠れないということもなくなりました。昔は足が上がらず、ちょっとした段差でつまずくことがあったのですが、転ぶことも少なくなりました。

一方、ウォーキングは1日5千歩に減らしました。内科の先生は「歩け歩け」と言いますが、まさかウォーキングでひざを悪くするなんて、思いもしませんでした。やっぱり歩くだけではダメで、筋肉をつけないといけませんね。もっと早くにスクワットを教わっていたら、こんなにひざは悪くならなかったと思います。

病気にならない努力、寝込まない努力は大切です。そのためには、お金を貯めるより、筋力を貯めたほうがいい。動けさえすれば、お金は稼げますから（笑）。スクワットは簡単にできますので、みなさんもテレビを見ながら、ぜひやってみてください。

第3章

ラジオ体操は現代にそぐわない

ラジオ体操の起源は、今から 88 年前に遡ります。
当初から「体力をつけること」よりも、
「お立ち台からきれいにそろって見えること」が
重視して考案されました。
また当時の国民平均寿命は今より 20 歳も若く、
体重も軽い人が多かったのです。

日本人の体に刻み込まれた体操

「はじめに」でも書いた通り、ラジオ体操は日本人にとって、世代を超えて最も親しまれている体操です。

ノンフィクション作家・髙橋秀実さんがお書きになった名著『素晴らしきラジオ体操』には、熱心にラジオ体操を続けている高齢者の姿が冒頭でいきいきと描かれています[*1]。

この本には、暴風雨の吹き荒れる中でもカッパを着てラジオ体操をする方が登場するのですが、霧雨の日に髙橋さんが「風邪ひきますよ」と言ってもその方は「風邪はひきません」と答えます。その理由は「ラジオ体操をしてますから」です。熱心にラジオ体操をする方々の誰もが、「ラジオ体操のおかげで健康なんです」と答えています。

かといって、実際にラジオ体操をしている方々に病気がないわけではありません。ラジオ体操をしながら1日おきに透析を受けている方や、転移した乳がんの話をしている方もいます。

そんな病気を抱えていても、「本当に大丈夫ですか」と問われると、「誰が何と言おうと、ラジオ体操のおかげで健康です」などと怒る――それが、同著で描かれる典型的なラジオ体操愛好者の姿です。

しかし、私は医師として「ラジオ体操をしていれば、雨に濡れても風邪をひかない」とはいうのは言い過ぎだと思います。雨に濡れて体が冷えれば、高齢者でなくても風邪をひく可能性があります。

また、腎不全やがんの患者さんが運動することは必ずしも悪いことではありません。ですが、そのような病気を持つ人が毎日欠かさずラジオ体操をすることにこだわるのは問題だと思います。体調が悪いのに雨の日や寒い日にラジオ体操をすれば抵抗力が低下し、持病を悪化させる危険があるからです。

「毎日ラジオ体操さえしていれば健康を維持できる」とまで考えるのは間違いです。ご自身の年齢や体力、症状などに応じて運動の内容を組み変えるべきですし、場合によってはラジオ体操自体を休んだりやめたりする勇気も必要ではないでしょうか。

「誰もができる体操」は、必ずしも「誰にでも適した体操」ということにはなりません。

とくに高齢者にとっては、これまでに詳述した通り、ひざや腰に負担をかける運動を含み、最適な体操とは言えません。

ラジオ体操が生まれた時代と現代では平均寿命も体格も異なる

それに、そもそもラジオ体操が現代に合っているかどうかも考えるべきです。現在のラジオ体操第一の放送が始まった1951（昭和26）年頃、日本人の平均寿命は男性60・8歳、女性64・9歳でした。それが、2014年には男性80・21歳、女性86・61歳にまで伸びています。

また、日本人の60歳代の平均的な肥満度（〝BMI〟＝体重（kg）を身長（m）で2回割った指数）も、1950年代は男女とも21～22だったのが、現在、男性は22～23、女性は23～24と少しふくよかになっています（厚生労働省「国民健康・栄養調査」より）。

つまり、ラジオ体操第一が誕生した頃、日本人の平均寿命は今より20歳も若く、体重も今より軽い人が多かったのです。この条件からすると、ひざの悪い人は今より少なかったと推測できます。変形性ひざ関節症は年をとるほど、また体重が重いほどなりやすいからです。

ラジオ体操第一や第二を考案された当時の方々は、現代のような65歳を超える高齢者や、ひざが悪い方々の存在をほとんど念頭に置くことがなかったために、様々な動き方を採り入れることができたのではないでしょうか。

しかし、今は違います。東京大学医学部附属病院22世紀医療センターの調査結果では、男性１２４０万人、女性１８４０万人、総計３０８０万人が、X線写真で調べると変形性ひざ関節症があると報告しています。*「はじめに」2

それに高齢者には、ひざ以外にも、様々な症状や病気を持っている方がたくさんいらっしゃいます。このような点を考慮せず、ラジオ体操だけをしていれば健康だと考えるのは、やはり間違いだと言わざるを得ません。

起源は米国生命保険会社の宣伝体操

私が、ラジオ体操は現代にそぐわないと考える理由は、それだけではありません。そもそも、その歴史的な成り立ちからして、健康のことだけを考えて考案された体操とは言いがたい面があるからです。

髙橋さんの本によると、ラジオ体操の起源は、1925（大正14）年に米国のメトロポリタン生命保険会社がラジオ放送で広めた体操にあるそうです。今では考えられないことですが、当時、生命保険には「死を待つ不吉な商売」という暗いイメージがありました。

メトロポリタン社は、そんなイメージを払拭するために、宣伝の一環として体操を採り入れました。「朝の体操で長生きしよう」というメッセージを込めたこの体操は、全米にブームを呼び、生命保険を明るいイメージに転換するのにとても効果があったそうです。

メトロポリタン社の体操は32の運動から構成されていて、その中には寝ころんで行う脚上げ運動や、腹筋運動、足まわし運動などが含まれていました。現在の日本のラジオ体操とは異なり、筋肉を鍛える要素が多かったのです。

また、家庭で1人で行うことが想定されており、屋外で集団で行うような体操ではありませんでした。

このメトロポリタン社の体操を、当時、欧米に派遣された逓信省簡易保険局監督課長の猪熊貞治氏や同省簡易保険局企画課長の進藤誠一氏が日本に紹介しました。彼らも、日本で販売に苦戦していた簡易保険を広めるのに、ラジオ体操が効果的だと考えたのです。

日本でラジオ体操（当時は「国民保健体操」）の放送が始まったのは、メトロポリタン社の放送開始からわずか3年後、1928（昭和3）年のことでした。ところが、日本のラジオ体操は、手本であるメトロポリタン体操とはずいぶん違うものになっていました。運動が32種類から11種類に減り、かなり楽になっていたのです。簡易保険の宣伝も全く入りませんでした。

「きれいにそろって見える」が重視された体操

髙橋さんの本によると、簡易保険の宣伝色が排除された理由は、ＮＨＫか

ら〝（特定の商品の）宣伝は日本放送協会の趣旨に反する〟と疑問を呈された
からです。
これに対し、当時の逓信省簡易保険局長の田辺隆二氏は、「決して宣伝に
ラヂオ体操を使はない、国民の保健の為に集団的精神を培養する目的の下に
ラヂオ体操を実施し、保険局は側面的に金を出して援助する」と答えたそう
です。
さらに田辺氏は、「昭和三年には御大典の祝典が挙行されることになつて
ゐたので、私は何か大きな国民的事業を起したいと考へました」と語ってい
ます。つまりラジオ体操は、昭和天皇の即位御大典で陛下に奉納することを
前提につくられたのです。
そのため、ラジオ体操は常に皆が前を向き、隣の人と一定の距離をおいて、
単純な動きでそろいやすいようつくられました。

体力をつけることより、お立ち台から見てきれいに見えることが、ラジオ体操の大きな目的の一つとなったのです。

天皇陛下に向かってメトロポリタン体操のように寝ころんで足をまわすような運動は無礼なため、そうした部分は削られてしまい、筋肉を鍛える要素の少ない楽な体操になりました【図3−1】。

さらに当時、ラジオ体操考案委員を務めた体操指導者の大谷武一氏（東京教育大学初代体育学部長）は、『ラヂオ体操を語る』（簡易保険局、昭和10年）において、ラジオ体操をつくるにあたって次のように考えたと語っています。

「今迄行なはれてきた体操が、唯力一杯元気を出してやると云つた形式を取つてゐて、然も其の体操たるや、実に殺風景なものであつた、（中略）かう云つた点から色々と考へて見まして、私は今度考案する体操の形に、少しハイカラな所を取り入れ、唯元気一杯にやるのではなく、逆に力を抜かしてその結果力の這入る様な体操を考案しやうと思つたのであります」[*1]

この結果ラジオ体操は、体力をつける要素よりもダンスの要素が強い作品となりました。

旧ラジオ体操を受け継いだ現在のラジオ体操も、第一の11番目「両脚で跳ぶ運動」や、第二の5番目「体を横に曲げる運動」で、太腿を手でたたく音がピタリと合った時には、耳で聞いても「そろっている」ことがよくわかるようにつくられています。

附錄五　國民保健體操（第一）

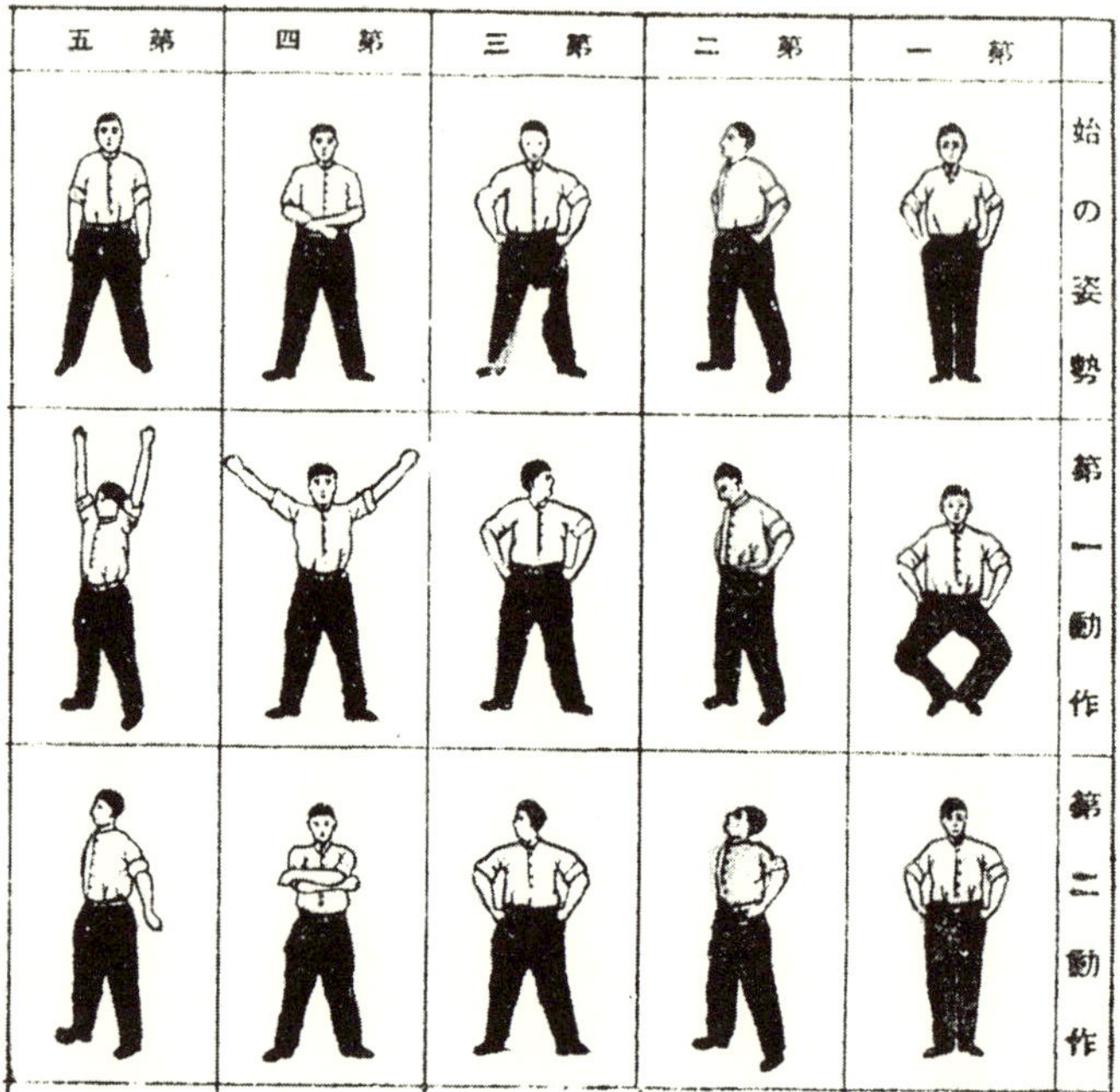

	第一	第二	第三	第四	第五
運動の方法と注意	第一動　踵をあげ膝をまげる 第二動　膝をのばし踵を下ろす （注意）最後の動作で左足を側に開く	第一動　頭を十分前へまげる 第二動　頭を十分後へまげる （注意）途中で運動をとめてはいけない	第一動　頭を十分左へまはす 第二動　頭を十分右へまはす （注意）途中で運轉をとめてはいけない、最後の動作で手を輕く握り臂を前で交叉する	第一動　臂を側から斜上へふりあげる 第二動　あげた臂をふり下ろして元のやうに交叉する （注意）最後の動作で擧げた臂を前から下ろし、手の甲を前にして體の側に持つてくる	第一動　臂を前から上にふりあげる 第二動　あげた臂を下ろす （注意）臂をあげるとき力を入れ、下ろすとき力をぬく
回數	八	四	四	八	八

図3-1

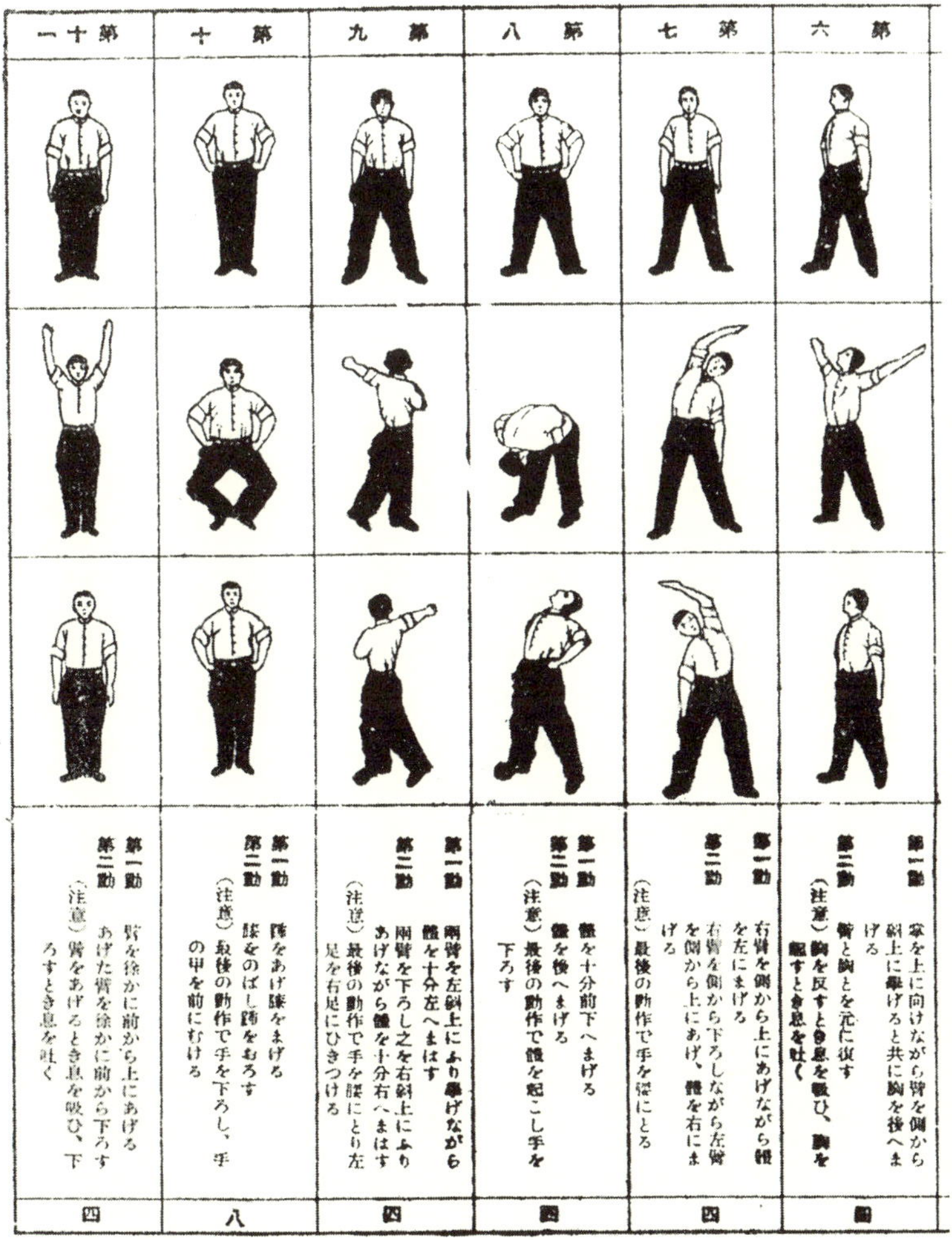

戦前のラジオ体操
大日本体育会編「産報体育指導要領」（1945年）より

戦前のラジオ体操からの名残り

ラジオ体操の放送開始から8年後の1936（昭和11）年、陸軍の青年将校がクーデターを起こし、高橋是清大蔵大臣ら政府要人を暗殺した二・二六事件が起こりました。その頃から、日本は軍部独裁による政治的色彩が強くなり、徐々に戦時体制が強化され、物質面、精神面への統制が打ち出されるようになりました。

これに応じてラジオ体操にも、心身を鍛えて愛国精神を湧起させる効果がますます期待されるようになりました。ラジオ体操は「国民精神総動員」の中における重要な体育運動と位置づけられるようになり、太平洋戦争下ではなかば強制的にラジオ体操参加が奨励されました。*第2章4

敗戦後、日本は連合国軍最高司令官総司令部（GHQ）の支配下におかれ、軍国主義的なものをすべて排除する指導が行われました。NHKの放送で一斉に300万人が動くラジオ体操も「軍国的要素がある」とみなされ、占領中は一時期「禁止」の措置がとられました。

しかし逆に、「民主主義的な精神を涵養する」というNHKなどの説得によって、早くも1946（昭和21）年4月にラジオ体操は復活を果たしました。

そして一時中断の時期を経て、1950（昭和25）年に簡易保険局、NHK、文部省（当時）などが協議してラジオ体操を復活させることになり、翌年5月に新しいラジオ体操（現在のラジオ体操第一）が発表されたのです。さらに、1952（昭和27）年6月には、ラジオ体操第二も発表されました。

耳になじみやすいメロディーに乗せて、誰もができるわかりやすい動きで構成されたラジオ体操第一と第二は、またたく間に全国に広がっていきました。

1962（昭和37）年には、現在も続く年1回の「1000万人ラジオ体操祭（現在は「1000万人ラジオ体操・みんなの体操祭」）」が始まり、今では1000万人どころか約3000万人が、ラジオ体操に親しんでいると言われています。

このようにラジオ体操は、戦前の軍国主義的な面影を捨てて生まれ変わり、多くの人に平和的に親しまれる体操になりました。ただ、新しいラジオ体操は戦前のラジオ体操と全く別物になったわけではありません。戦前のラジオ体操に慣れ親しんだ人にも行いやすいように、同じような動きの運動が多く残っています。

その一番の特徴はやはり、「お立ち台からきれいに見えるよう、みんなが前を向いて、ダンスのようにそろった動きをすること」だと思います。そこに、戦前のラジオ体操の名残りがあるのです。

私は、「今のラジオ体操は軍国主義的な要素を残している」「ファシズム（全体主義）につながるような体操はやめるべき」などと言いたいわけではありません。しかし、ラジオ体操にこのような歴史があることは、きちんと知っておいたほうがいいと思います。

こうした戦前からの歴史があるために、「健康増進」という点だけから見ても、現代にそぐわない面が出てきているのです。

心臓に優しい「みんなの体操」

ラジオ体操第一は「いつでも」「どこでも」「だれでも」が行えるように、一般家庭を対象につくられました。もう一つのラジオ体操第二は職場向けに、青・壮年層を対象につくられ、運動強度は体操第一より強いものになっています。

これらの体操に高齢者にとって不向きな要素があることは、ラジオ体操関係者もよくご理解されているのでしょう。そこで国連の「国際高齢者年」だった1999年に、「年齢、性別、障害の有無に関わりなくすべての世代の人々」を対象にした体操として、「みんなの体操」が発表されました。

みんなの体操の特徴は、①「首の曲げ・ねじり」が新しい運動として加わっている②上肢の回旋運動のかわりに上肢の屈伸運動が加わっている③下肢の跳躍運動がなくなり、下肢の屈伸運動が増えている④腰の回旋運動がなくなっている　の4点です。*第2章4

みんなの体操には、脚腰の弱い高齢者や障がい者に配慮した「座位（座ったまま行える運動）」のバージョンもあります。その内容は、脚を使わず上半身だけを動かすという点以外は、通常の立位の運動とほとんど同じです。最近のテレビの放送では、ラジオ体操第一、第二、みんなの体操とも、立位の実技者と一緒に座位の実技者が出演し、同じメロディーで同時に、体操のお手本を見せるようになっています。

NPO法人全国ラジオ体操連盟では、みんなの体操を「ラジオ体操第一、第二の延長上ではなく、進展する高齢者化社会にふさわしい新しい健康保持の体操として、21世紀に定着させていくこと」を目指しているとのことです[*第2章4]。

この、みんなの体操についても、体に与える影響について研究が行われています。日本体育大学では、9人の体育学生を対象に、ラジオ体操第一、ラジオ体操第二、みんなの体操を行わせ、心拍数の変化を観察しました[*「はじめに」1]。その結果、みんなの体操の心拍数は、ラジオ体操第一およびラジオ体操第二に比べてゆるやかな変化を示しました。このように、みんなの体操はラジオ体操第一や第二に比べて、心臓に優しい体操であることが実証されたのです。

たしかにみんなの体操では、跳躍がなくなったぶん、ひざに対する負荷が軽くなったのは間違いないでしょう。ただ、脚の筋肉の強化という面では、脚腰の運動が加わったとはいえ、十分とは言えません。

「みんなの体操」の実施率は低い

本書の『ラジオ体操は65歳以上には向かない』という書名や、「ひざの痛みのある人は跳躍できない」という指摘に対して、「当たり前だ。そのためにみんなの体操がつくられたのだ」というご批判があるかもしれません。ですが残念なことに、みんなの体操を行っている人は、ラジオ体操第一、第二に比べてきわめて少ないのが実情です。

神奈川県立保健福祉大学の高齢期健康支援研究会が2007年に、1035の高齢者福祉施設（養護老人ホーム、軽費老人ホーム、ケアハウス）から得られた調査データをまとめています。[*2]

その結果、施設が「知っている」と回答した認知率は、ラジオ体操第一がなんと99・6％、第二が87・2％にものぼりました。ところが、みんなの体操の認知率は52・3％にとどまりました。

施設が「行っている」と回答した実施率に至っては、ラジオ体操第一が74・5％だったのに対して、第二は32・3％、みんなの体操は20・2％に過ぎませんでした。つまり、高齢者向けにつくられたにもかかわらず、高齢者福祉施設でのみんなの体操の実施率は、ラジオ体操第一の3分の1以下だったのです。

この調査からすでに8年経っていますが、実情はあまり変わらず、一般の人が集う早朝のラジオ体操会などでみんなの体操を実施している人は、もっと少ないのではないでしょうか。

ラジオ体操第一、第二に比べてみんなの体操のメロディーは、ほとんどの人にまだなじみが薄く、これを聴けばだれもが勝手に体が動くものにはなっていないのです。

それに、この本で何度も強調しているように、みんなの体操も運動をした気になっているだけの人が多く、正しく行えていない人が大半ではないかと思います。それでは効果は半減ですし、ましてやひざや腰は守れません。

高齢者がひざや腰の痛みを予防するためには、やはり筋力トレーニングをしっかりと行う必要があるのです。次章で、そのやり方を詳述しますので、ぜひ実践していただきたいと思います。

みなさんの体験談

2年程前から、痛いのでラジオ体操では跳ばなくなりました

和倉順子さん（大阪府門真市・72歳女性）

私は40代の頃からラジオ体操を続けています。40代から60代までテニスをやっていたのですが、体が硬かったので軟らかくしようと思って始めました。

今も、毎朝6時15分頃から約30分間、洗濯機を回しながら筋トレ、ラジオ体

操、冷え性対策の体操をするのが日課です。お風呂上がりには柔軟体操もしていますが、この年なのにびっくりするぐらい体が軟らかくなりました。

若いときはラジオ体操のジャンプもできました。でも、2年程前から着地のときにひざがカクンとするようになり、痛いので跳ばなくなりました。今は上半身だけ動かして、自分のできる範囲の運動をしています。

3年ぐらい前、急に右ひざが痛くなって、指先まで腫れました。大学病院へ行ったら「半月板を損傷している」と診断され、「手術するほどではないので近くの病院へ行ってください」と言われました。

それで近所の整形外科に通っていたのですが、あまりよくなりませんでした。すると息子が、「職場の近くに、ひざで有名なお医者さんがいる」と教えてくれて、2013年5月から戸田クリニックに通うようになりました。

初診のとき、戸田先生からヒアルロン酸の注射を受けた後、トイレットペーパーと体重計を使った筋トレを指導され、「まずは7kgになるまで続けてください」と言われました。その翌日、腫れがウソみたいにきれいにひいたので、「やっぱりいいんだ」と思って、通い続けています。

ひざが痛い右脚はトイレットペーパーの筋トレ、左足は椅子に座って脚を上げる筋トレを毎日お風呂上がりにするようになりました。おかげさまで右ひざの痛みがやわらぎ、効果を実感しています。

友人に「ホントにひざ痛いの？」と驚かれるくらい早く歩けます。たまにひざが痛くなるときもありますが、痛みをやわらげるヒアルロン酸の注射があるので、気持ちが楽です。

私は子どもが息子一人しかいません。三人の孫もまだ小さいので、介護の迷惑をかけたくないんです。なので、できるだけ太らないようにも心がけています。やっぱり、太っている人に、ひざが痛い人が多いんですよね。私も以前より5〜6kgやせましたが、太っている人はやせたほうがいいと思います。

第4章 ラジオ体操を補足する下半身の運動

本章では、ラジオ体操の欠点を補い、
自分のひざと腰を長く守るための運動を
ご紹介します。
室内で手軽にできる方法で、
最後まで自分の脚で歩ける生活を送りましょう。

体重計で知る、自分のひざを伸ばす筋力

ではここから、ひざと腰を守るトレーニング方法について解説します。以下の方法を続ければ、ラジオ体操第一およびの第二の11番目にある「両脚で跳ぶ運動」でひざにかかる負担が減り、ラジオ体操第一と第二の6番目にある「体を前後に曲げる運動」で腰にかかる負担が減ります。ぜひ、最後まで読んで実践してください。

筋力トレーニング（以下、「筋トレ」と略）の問題点は、続けるのが難しいという点にあります。

筋トレは薬と違って、数日で効果が現れるものではありません。とくに高齢者は、筋力がつくまでに時間がかかります。単調で、効果がすぐに実感できない筋トレは、よほど意志の強い人でなければ、モチベーション（やる気）

を保つことが困難です。

私の調査では、第1章89頁で紹介した、椅子に座りひざを伸ばしたまま脚を上げる筋トレ【図1-15】を指導した変形性ひざ関節症の患者さんで、1年後も指導した通りに続けておられた方は3分の1以下でした。[*1]

どうすれば、筋トレを長続きさせることができるでしょうか。その方法の1つが、定期的に筋力測定を行い、筋力アップを実感することで、やる気を高めていくことです。変形性ひざ関節症の患者さんの場合、定期的にひざを伸ばす筋力を測定することが重要となります。

この筋力を測定するのに、枕型のセンサーをひざの裏で押し付ける仕組みの筋力計が医療機器メーカーから販売されており、ひざの動きに関係する筋力の測定に有用と報告されています。[*2]

ただ、この筋力計は足関節（足首）と股関節をベルトできつくしばらなくてはいけません。ベルトをしばるきつさや、筋力計を置く床の固さによって測定値も変わってきます。そのため、ご家庭で患者さんが1人で測定することはできません。

なにより、病院や診療所用の医療機器ですので、価格が数十万円と一般家庭で購入するには無理があります。

私はもっと手軽に、患者さんがご家庭で筋力を測定できる方法はないかと考えました。[*3] そこで思いついたのが、第1章の89頁でも紹介した、トイレットペーパーが平たくならないよう芯の部分にスプレー缶などの固い筒状のものを挿入し、それを横向きにして家庭用体重計の上に置き、ひざを伸ばす筋力を測る方法です【図1－16】。

次頁の【表4－1】は、50歳以上の変形性ひざ関節症の患者さん103人と、同じ年代のひざに痛みがない99人に協力してもらって私が作成した、ひざを伸ばす筋力の平均値です。

50歳以上の変形性ひざ関節症患者さんの筋力の平均値

	計測した人数	平均値(kg)	正常下限(kg)	正常上限(kg)
男性				
50歳代	20人	12.0	10.4	13.6
60歳代	17人	9.8	8.5	11.1
70歳以上	6人	9.1	6.6	11.6
女性				
50歳代	12人	10.4	8.7	12
60歳代	22人	9.9	8.6	10.9
70歳以上	26人	7.7	6.9	8.5

50歳以上のひざが痛くない人達の筋力の平均値

	計測した人数	平均値(kg)	正常下限(kg)	正常上限(kg)
男性				
50歳代	16人	15.6	13.5	17.8
60歳代	13人	14.1	13.0	15.2
70歳以上	11人	10.4	8.3	12.4
女性				
50歳代	14人	12.2	11.4	13.0
60歳代	21人	11.2	10.3	12.1
70歳以上	24人	7.8	6.9	8.7

表4-1

この数値は、私が考案した家庭用体重計を使う方法を用いて測定しました。ひざが痛くない人たちの正常範囲の下限値と上限値（95％信頼区間の最低値と最高値）も設定しています。[*4]

私の研究では、ひざを伸ばす筋力が各年代の正常下限値より低かった変形性ひざ関節症の患者さん126人は、正常下限値より高かった患者さん105人より、日常生活動作の困難度が高いという結果でした[*5]〈巻末注釈3〉。

ですから、ラジオ体操とウォーキングをしているが脚の筋トレはしていない方々のトレーニングの目標は、ひざを伸ばす筋力が、【表4-1】に書かれた、同年代のひざに痛みのない人の正常下限値を超えることになります。

たとえば、68歳の男性の場合は、60歳代の正常下限値である13・0kgが目標となります。68歳の女性の場合は、同年代の正常下限値が10・3kgですので、まずはこの値を超えることが目標となります。

下限値を超えたら、次は平均値が目標です。さらに、上限値を超えることができれば、ラジオ体操第一と第二にあるジャンプでひざにかかる負担が減ります。

なお、家庭用体重計を使って筋力を測る時には、お尻は浮かせないようにしてください。なぜなら、お尻を浮かせると腰の筋肉の力も加わるからです。

枕を押してひざ筋力がアップする「80％の力」

では、目標の筋力に近づけるためには、具体的にどのようなトレーニングを続けるといいのでしょうか。

筋力トレーニングは最大筋力の75〜80％の力で行い、1種目あたり2〜3セット、週に2〜3回行うのが最も効率的とされています。*第2章6

まずは前述の要領で、家庭用体重計の上に置いたトイレットペーパーをひざの裏でグーッと下に押しつけて、5秒間で最大の数値を記録します。最大筋力を計測する際の注意点は、先ほど書いたようにお尻は浮かせないことと、足首を下向けに伸ばすことです。足首を下向けに伸ばすのは、跳躍の動作に似た状態にするためです。

次に、最大筋力の80％の目盛になるようにトイレットペーパーを数回押さえつけましょう。たとえば、最大筋力が8・0kgだった場合、筋力トレーニングを行うときの目安は、8・0×0・8（80％）＝6・4kgになります。

この80％の力の入れ具合を感覚でつかんでください。感覚をつかめば、毎回、体重計を使う必要はありません。枕やバスタオルを丸めてひざの下に置き、ワンセット30回として、80％の力で押さえつければいいのです【図4-2】。これを1日に2～3セット（たとえば、朝、夕方、寝る前など）、週に3～4日のペースで続けてください。

80%の力でひざを伸ばすトレーニング

第1章89頁で測ったひざの筋力値の
およそ80%の目盛になるように
トイレットペーパーを数回押さえつける。
この「80%の力」がどのくらいの力の
入れ具合かを感覚でつかむ

1

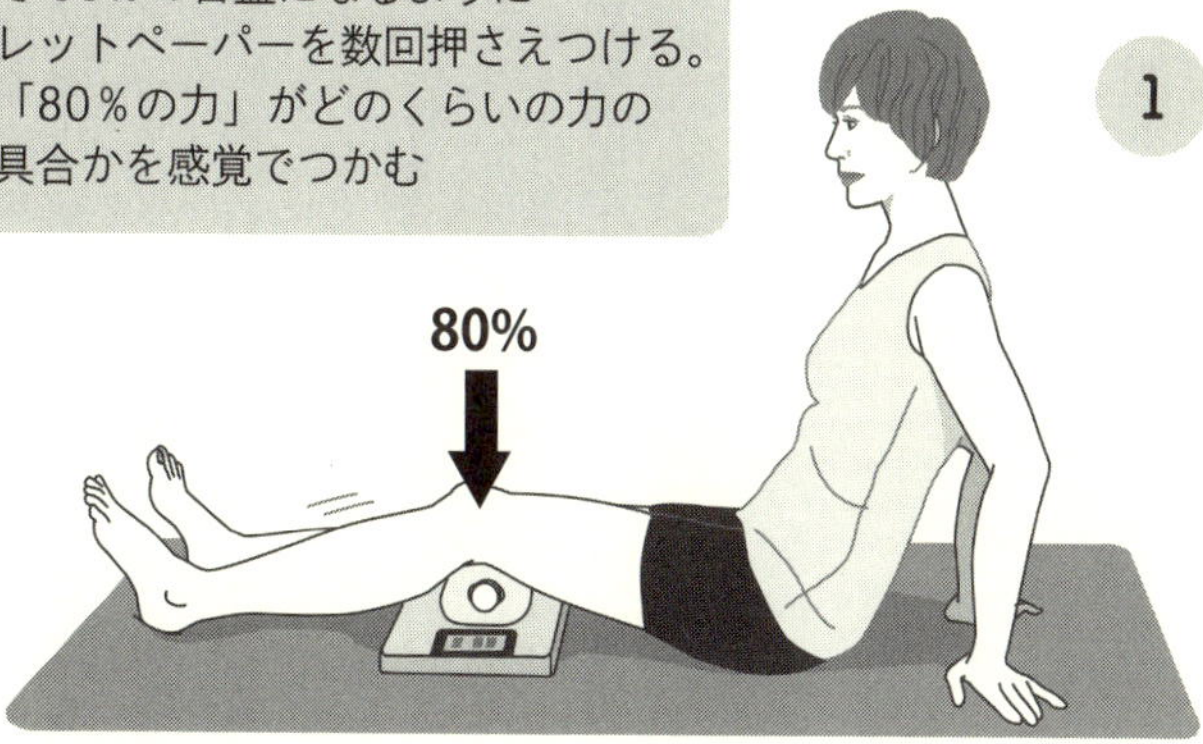

枕やバスタオルを丸めてひざの下に置き、
この「80%の力」で押さえつけます。
感覚をつかめば、毎回体重計を使う
必要はありません

2

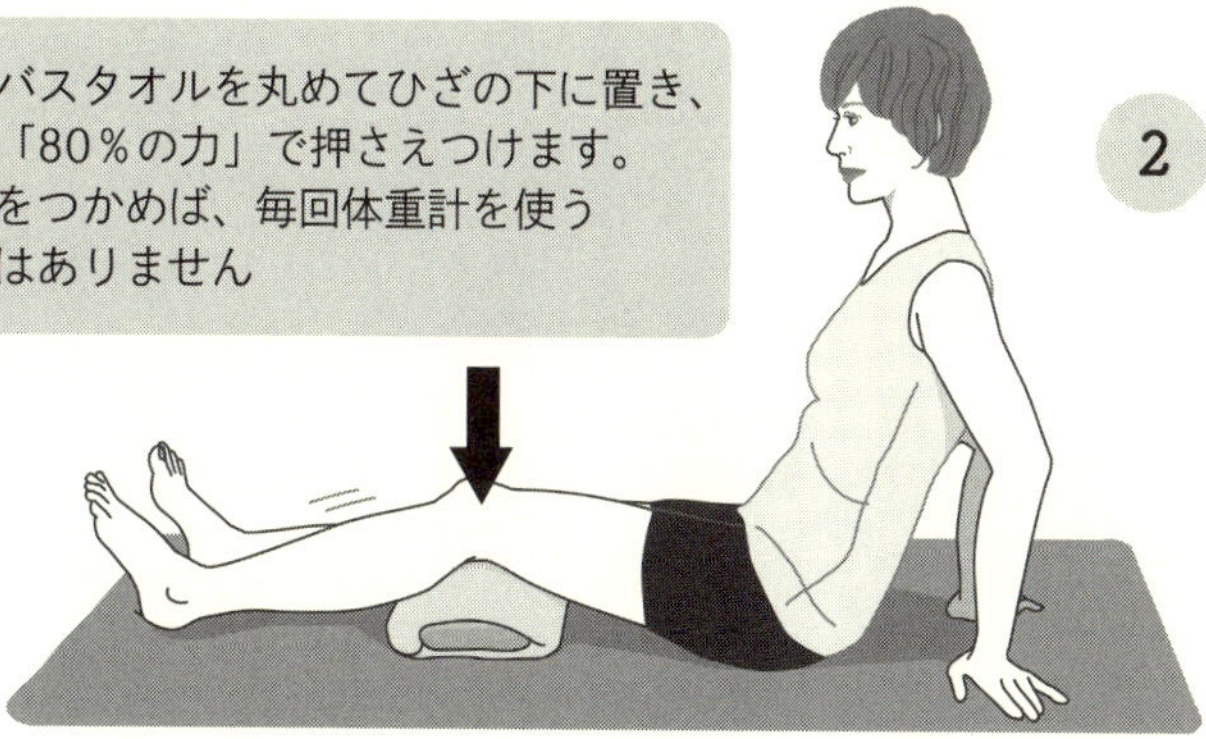

図4-2

トレーニングを続けていれば、最大筋力は上がっていくはずです。ですから、1ヵ月に一度は最大筋力を測定し直して、その80％の筋力の感覚をつかみ直しましょう。最大筋力が上がっていくと貯金が増えていくのと同じ感覚になって、筋トレが楽しめると思います。

筋トレを行うのは、夜、眠る前がおすすめです。なぜなら、その時間に筋トレを行うと、眠っている間に成長ホルモンが分泌され、筋力が増えるからです。固めの敷ぶとんであれば、その上でやってもかまいません。

枕を押す筋トレはひざを曲げる筋肉のストレッチにも

80％の力で枕を押す筋トレが、第1章90頁の【図1-15】で紹介した、椅子に座りひざを伸ばしたまま脚をあげる筋トレより高齢者に向いている点は、ひざを伸ばす筋力を鍛えるだけでなく、ひざを曲げる筋肉を軟らかくするストレッチ運動にもなる点です。

ラジオ体操のジャンプができなくなるのは、筋力の衰えだけが理由ではありません。年齢の変化によって、ひざが伸びきらずに曲がったままの状態になってしまうことも原因になります。これを「屈曲拘縮《くっきょくこうしゅく》」といいます。

屈曲拘縮になると膝を曲げる筋肉（ハムストリングス）が短くなり、ゆるみにくいので、ジャンプしようとしても、ひざを伸ばす筋肉（大腿四頭筋）がうまく縮みません【図1-14】（86頁）。また、寝ている時にはひざを長時間伸ばし続けます。この状態は、跳びあがった姿勢に似ています。ですが、屈曲拘縮があるとひざを曲げる筋肉が短くなって、ゆるみにくくなるので、ひざを無理に伸ばして寝ようとすると痛みが出るようになります【図4-3】。

私の研究で、枕を押す筋トレを指導しなかった人と、指導した人とを比較したデータがあります。[*6,7] その結果、ヒアルロン酸の注射だけで枕を押す筋ト

ひざを伸ばして寝ているときには
ジャンプと同じような筋肉が働く

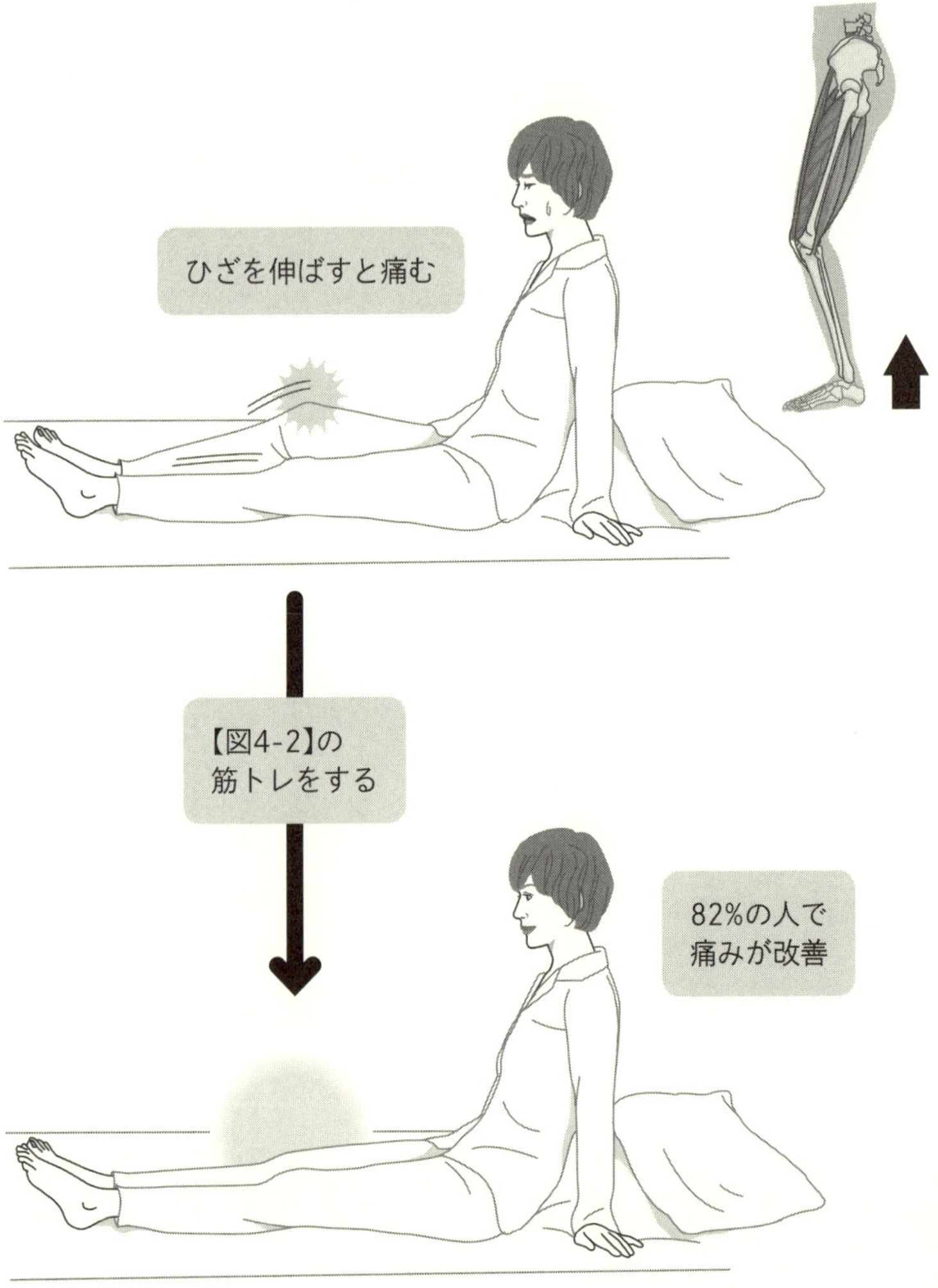
ひざを伸ばすと痛む
【図4-2】の
筋トレをする
82%の人で
痛みが改善

図4-3

レを指導しなかった人は、寝るときのひざの痛みが半数以下の人（44・4％）しか改善しませんでした（ヒアルロン酸の注射については後述します）。

しかし、ヒアルロン酸の注射に加えて枕を押す筋トレを指導した人は、82・4％の人が「痛みがなくなった」と回答しました。この改善率は、統計学的に見ても明白な差がありました〈巻末注釈4〉。

枕を押す筋トレをした人たちで夜間のひざの痛みが軽快した理由は、ひざを伸ばす筋肉が鍛えられたと同時に、短くなっていたひざを曲げる筋肉がよくゆるむようになったためと考えられます。

このように、最大筋力の80％の力で枕を押さえつける筋トレをすれば、ひざがよく伸びるようになり、ジャンプ力が回復することも期待できるのです。

「足先内向きコーナースクワット」でひざが安定

ラジオ体操のジャンプでひざに負担がかからないようにするには、着地したときの不安定な姿勢を改善する筋トレも大切です。

第1章86頁の【図1-14】をご覧ください。着地したときにひざの軟骨にかかる衝撃を少なくするには、大腿四頭筋とハムストリングスが、少し曲がった位置で動かないように固まる必要のあることがわかります。

つまり、安定した着地ができるようになるためには、ひざを伸ばす力を鍛えるだけではなく、ひざを少し曲げた状態で体を支える力も鍛える必要があるのです。そのために最も効果的な運動は「スクワット」です。

帝京平成大学大学院教授で整形外科医の渡會公治先生は、高齢者向けのスクワット運動として、壁の隅にお尻を押さえ付けながら足先を壁に沿って外側に開き、その状態でお尻を上下させる「コーナースクワット」がよいと報告されています。[*8]

一方、広島国際大学総合リハビリテーション学部の蒲田和芳先生は、変形性ひざ関節症の患者さんは足先が外側に開いたO脚の人が多いので、下腿（ひざから下）が内向きになるように、足先を内側に向けて筋トレをすると、歩く時の重心の位置が正常に近づくと報告されています。[*9]

私は、渡會先生と蒲田先生の方法を合わせた、「足先内向きコーナースクワット」と名付けた方法を変形性ひざ関節症の患者さんに指導しています。その具体的な方法は、以下の通りです。

①壁の隅で足先を内側に向け、背中を壁に沿わせる。
②壁に背中をつけながらゆっくりひざを曲げて5秒数える。
③1セット5回。はじめは1日に3セット（朝＝起床直後、昼＝昼食後、夜＝就

寝前）行う。
④慣れてきたら1日5セット（朝＝朝食後、夕＝夕食後を追加）。
⑤忘れたら、思い出した時に行い、合計が1日15回以上になるようにする。

なお注意点は、ひざがつま先より前に出ないようにすることと、ひざ関節を曲げる角度が90°を超えないようにすることです【図4-4】。ひざに負担をかけてしまうので、無理に深くひざを曲げないようにしてください。

私のクリニックの変形性ひざ関節症の患者さん113人を、足先内向きコーナースクワットを指導した集団（57人）と指導しなかった集団（58人）とに分け、その効果を比較する研究を行いました*10。

その結果、足先内向きコーナースクワットを指導しなかった集団では、椅子から立ち上がるときに「痛みがなくなった」と回答した人は34・2％しかいませんでした。しかし、指導した集団では「痛みがなくなった」と回答し

足先内向きコーナースクワット

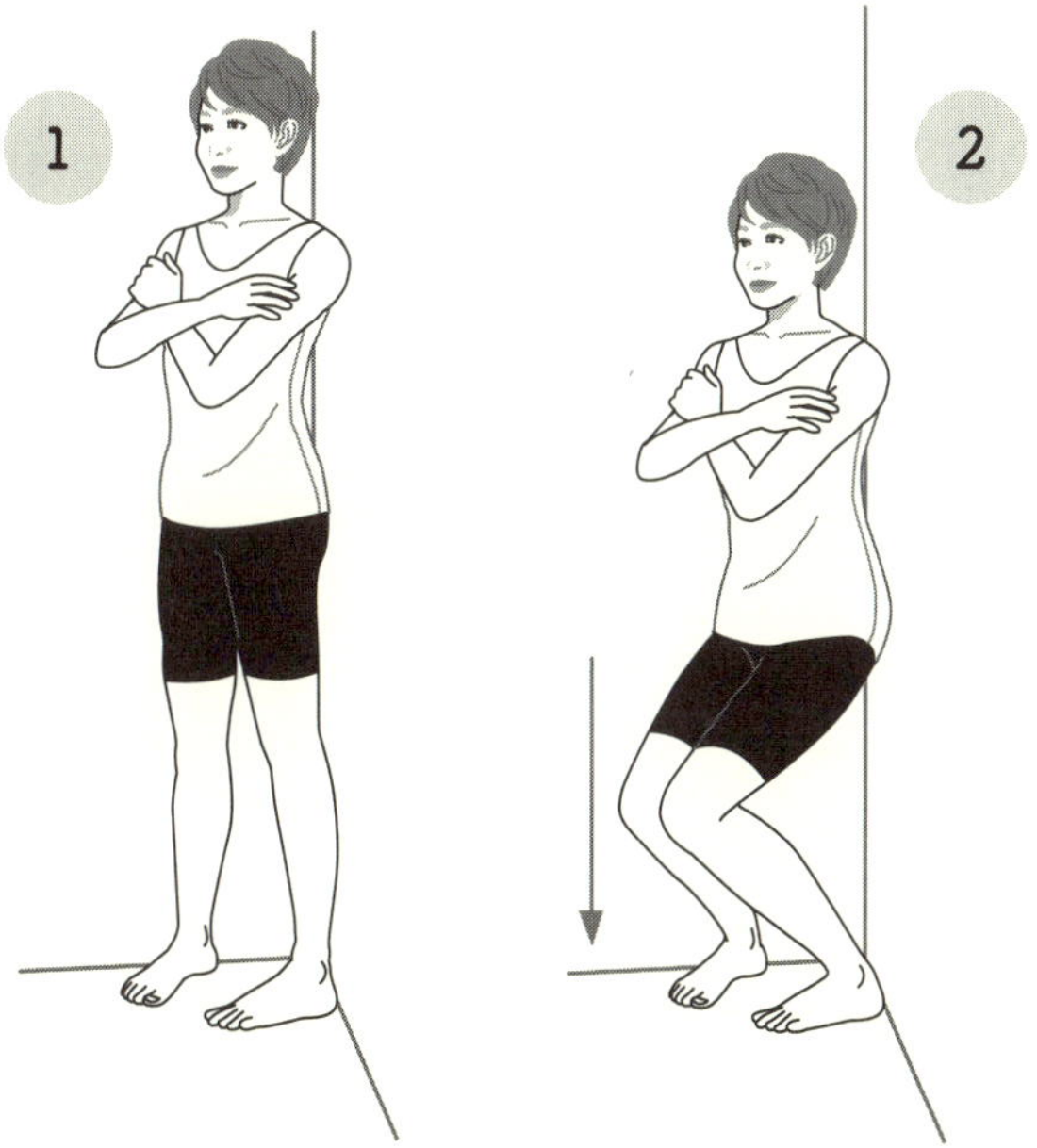

壁の隅で足先を内側に向け、背中を壁に沿わせる

壁に背中をつけながらゆっくりひざを曲げて5秒数える

※ひざがつま先より前に出ないようにすることと、ひざ関節を曲げる角度が90度を超えないように注意してください。無理に深くひざを曲げるのは逆効果です。

図4-4

た人が60・0％に上りました。この改善率は統計学的に明白な差がありました〈巻末注釈5〉。

椅子から立ち上がるとき、大腿四頭筋とハムストリングスは姿勢を安定させるため、ひざが少し曲がった位置で固まります。実は、このときの両筋肉の状態は、ジャンプで着地したときと同じなのです。

ですから、足先内向きコーナースクワットを続ければ、椅子で立ち上がるときの痛みが軽減するだけでなく、ひざを少し曲げた状態での安定感も増すはずです。そうなればラジオ体操でひざを少し曲げる動作をしても、ひざの前後方向の揺れを防ぐ前十字靭帯にかかる負荷が減って、ひざにかかる負担も減ります【図4-5】。

前屈の前に軟らかくしたい骨盤まわりの筋肉

椅子から立ち上がるときには
ジャンプの着地と同じような筋肉が働く

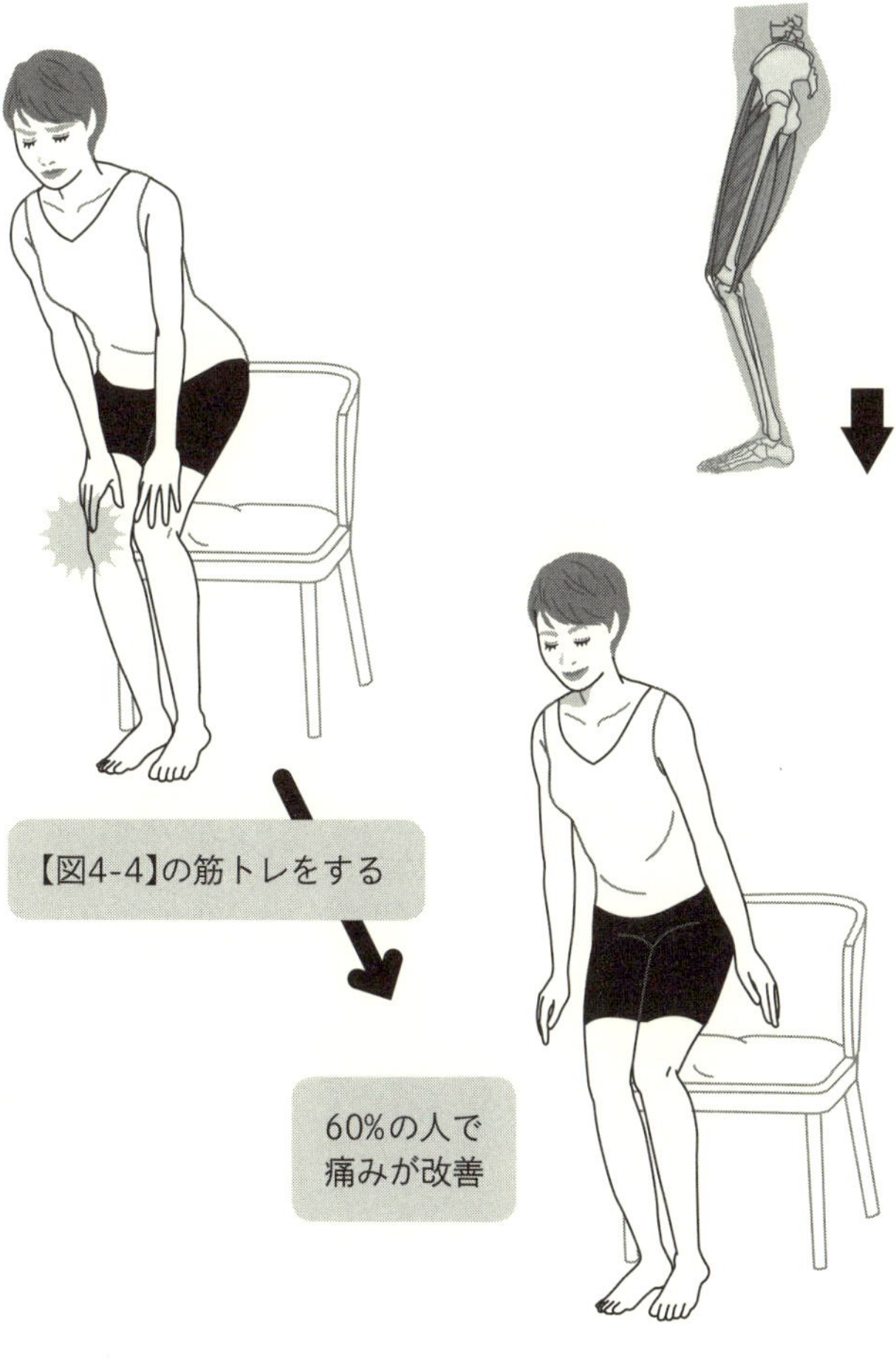
【図4-4】の筋トレをする
60%の人で
痛みが改善

図4-5

第1章で、ラジオ体操で前かがみになる運動は、腰に負担をかけることも指摘しました。とくに高齢者は、ひざだけでなく、腰にも注意が必要です。高齢になると腰の骨が変性したり、筋肉が弱くなったりして、腰が曲がってきます。そうすると、頭の重みで前に倒れそうになるので、バランスを取ろうとして骨盤が後ろに傾きます。

骨盤が後ろに傾くと、今度は、骨盤を支えている筋肉が短くなります。その結果、骨盤が前に傾きにくくなるので、前かがみになるときに余計に腰骨を曲げなくてはいけなくなります。この「腰椎骨盤リズム」の崩れが、腰痛を引き起こす原因になると指摘されています（第1章67頁）。

ですから、腰痛を防ぐには、骨盤まわりの筋肉を柔らかくする必要があるのです。その対策として、いとう整形外科院長（東京都世田谷区）の伊藤邦成先生は、相撲の蹲踞《そんきょ》の姿勢のようにお尻を落とし、背骨を前かがみにする姿勢がよいと書いておられます。[*11]

また、東京医科歯科大学大学院運動器外科学教授の宗田大先生は、「痛みを感じるとその部分を無意識にかばう傾向があるが、むしろ正しく動かす方がよい」と考えられ、痛みのある部分を筋肉の走行に沿って指で引き伸ばす「痛点ストレッチ」を考案されました。*12

私は、伊藤先生の蹲踞の姿勢の理論と宗田先生の痛点ストレッチの理論を複合して、骨盤のまわりの筋肉を伸ばす姿勢を取りながら、自分の指でストレッチする方法を腰痛の患者さんに指導しています。*13

まず、骨盤の前の筋肉（大腿直筋）のストレッチです。ひざを少し曲げながら、骨盤の左右にある骨の出っ張り（上前腸骨棘。ベルトがずれ落ちずに止まるところ）から、太ももの真ん中あたりに向けて、親指の付け根を使って筋肉を伸ばすように押していきます【図4-6の1】。

次に、横の筋肉（中殿筋）のストレッチです。伸ばしたい側の筋肉の外側に骨盤を傾けながら、ズボンのベルトの線（腸骨稜）からポケットの付け根

腰痛を予防する筋肉のストレッチ

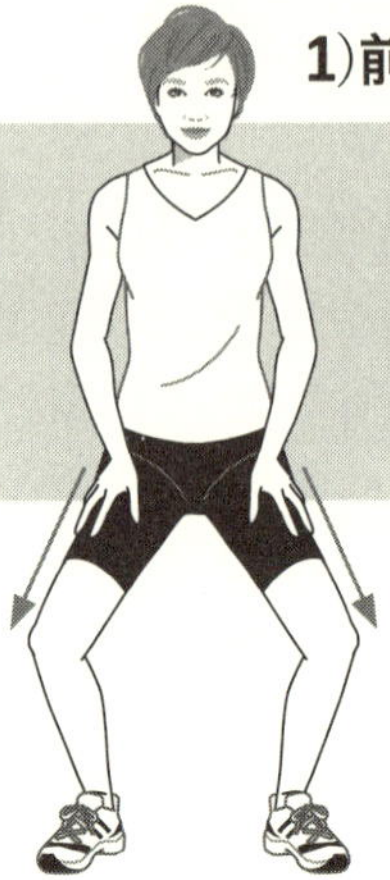

1)前の筋肉

骨盤の左右にある
骨の出っ張りから
太ももの真ん中に向けて、
親指の付け根を使って
筋肉を伸ばすように押す

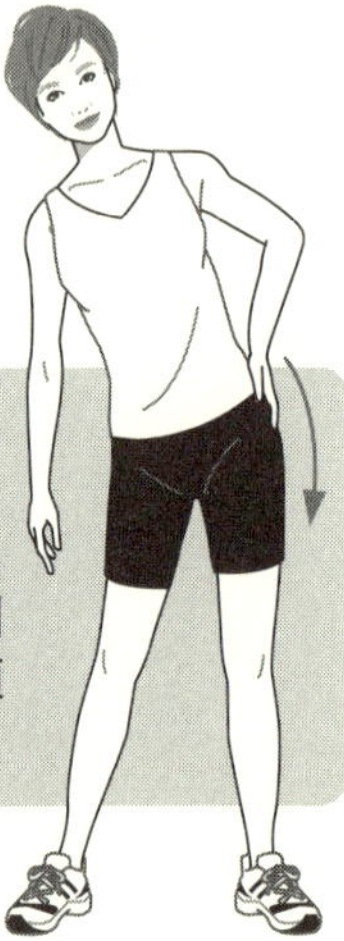

2)横の筋肉

ズボンのベルトの線から
ポケットの付け根まで、
親指の付け根で伸ばすよ
うに押す。伸ばしたい側
の筋肉の外側に骨盤を傾
けます。左右両側で行う

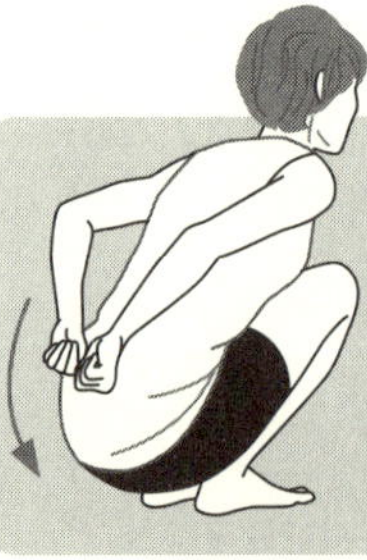

3)後ろの筋肉

ひざを曲げてお尻を落とし、
前かがみの姿勢で背筋を伸ば
す。その姿勢のまま、左右の
ベルトの線からお尻の割れ目
の際までゲンコツで押しなが
ら背筋を引き伸ばす

（この姿勢が困難な場合は椅子に座っても可）→

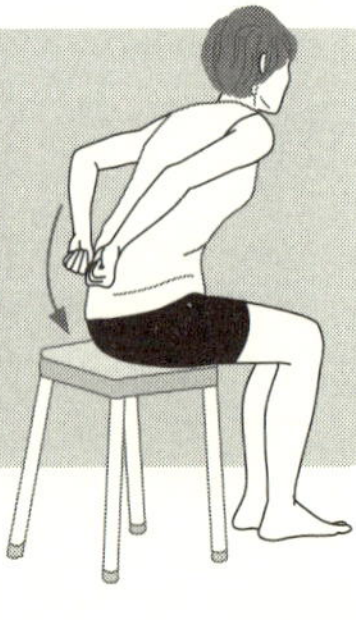

図4-6

（大転子）あたりまで、親指の付け根を使って筋肉を伸ばすように押していきます。このストレッチを左右両側行いましょう【図4-6の2】。

最後に、背中の筋肉（背筋）のストレッチです。まず、ひざを曲げてお尻を落とし、前かがみの姿勢で背筋を伸ばします。そして、その姿勢のまま、左右のベルトの線からお尻の割れ目の際まで、ゲンコツで圧迫しながら背筋を引き伸ばします。お尻を落として前かがみの姿勢になるのが困難な人は、椅子に座って行いましょう【図4-6の3】。

この3ヵ所のストレッチを、1度に20回ずつを1セットとして、朝起床前（寝床で）、朝食後、昼食後、夕食後、就寝前の1日5セット行って下さい。

1日5セットと聞くと大変に感じるかもしれませんが、このストレッチは寝転んで行う運動ではありませんので、ラジオ体操と同じようにどこでも行えます。忘れたら、思い出したときに行い、合計で1日100回行うようにしましょう。

私は、この3種類のストレッチの腰痛に対する効果も調べています。[*14] 協力してくださったのは、腰痛が3ヵ月以上続いているが、X線写真などの検査で原因がはっきりしない33人の患者さんです。

この患者さんたちを、ストレッチを指導する集団と、指導しない集団とに分け、24項目の評価項目を使って、どれくらい腰痛が改善したか比較しました。その結果、2週間の治療後に改善した項目の数は、ストレッチを指導した集団では平均3・4項目でしたが、指導しない集団では、たった0・4項目でした。この結果は、ストレッチを指導した集団のほうが統計学的にも明白に優れていました〈巻末注釈6、7〉。

腰痛が軽減した理由は、3つのストレッチによって骨盤まわりの筋肉が柔らかくなったからだと考えられます。つまり、骨盤が前に傾きやすくなったので、前かがみになったときに腰椎をたくさん曲げる必要がなくなり、腰へ

骨盤が前に傾きやすくなると腰痛の負担が減る

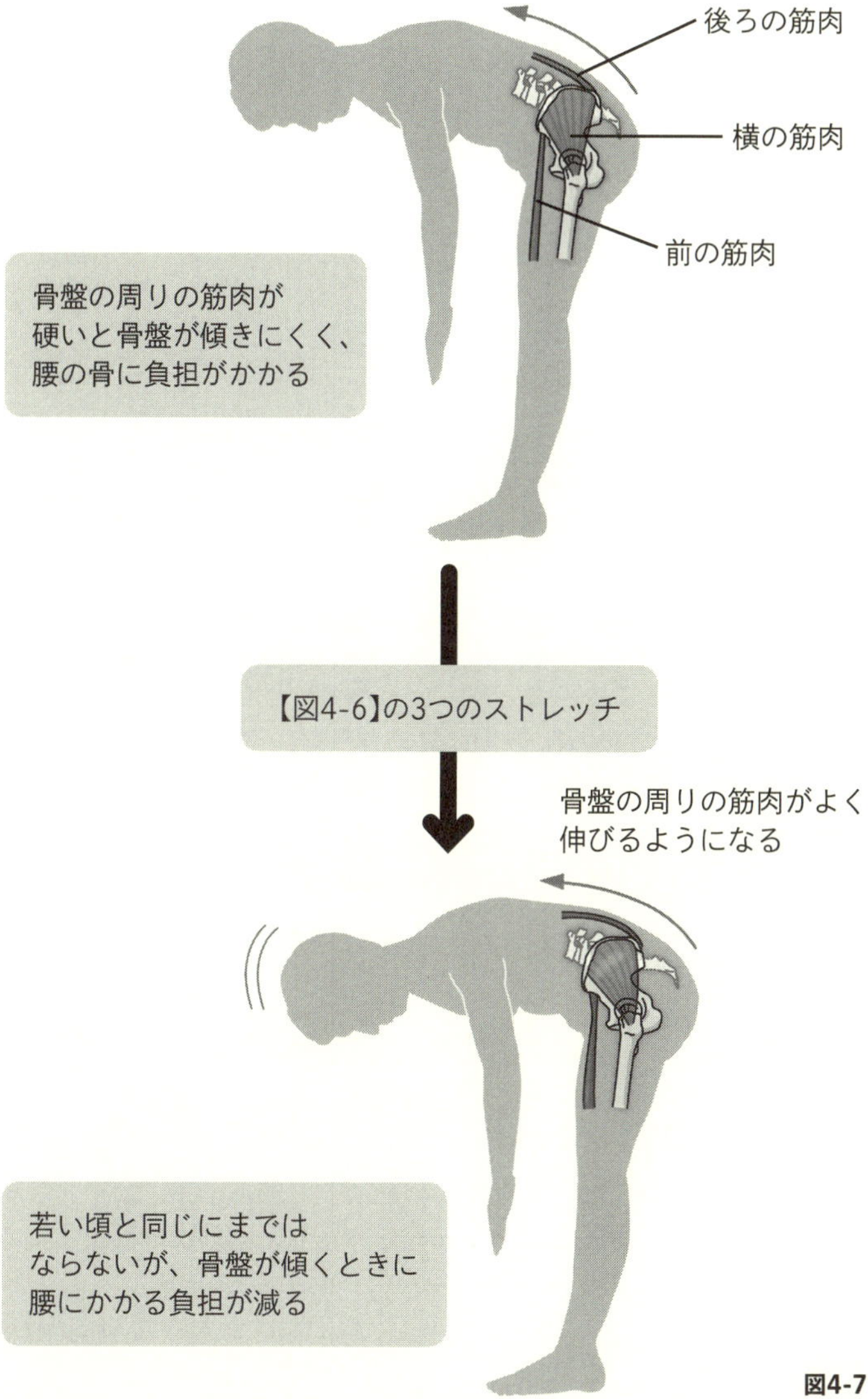
後ろの筋肉
横の筋肉
前の筋肉
骨盤の周りの筋肉が
硬いと骨盤が傾きにくく、
腰の骨に負担がかかる
【図4-6】の3つのストレッチ
骨盤の周りの筋肉がよく
伸びるようになる
若い頃と同じにまでは
ならないが、骨盤が傾くときに
腰にかかる負担が減る

図4-7

の負担が減ったのです【図4-7】。

ですから、3つのストレッチを続ければ、ラジオ体操の前かがみになる運動をしても、腰にかかる負担が少なくなるでしょう。腰に不安がある人はぜひ、ラジオ体操だけでなく、3つのストレッチも続けてみてください。

痛みの悪循環を断ち切るのに大切な「注射」

関節や筋肉の痛みが出ると、多くの人は痛いから動かさない→動かさないから筋肉がやせる→筋肉がやせると関節への負担がさらに増す→負担が増してますます関節が痛くなる、という「痛みの悪循環」に陥りがちです。

この悪循環を断ち切るのに有効なのが、痛みを取る「注射」です。痛み止めの注射と聞くと、「その場しのぎ」の治療のように感じるかもしれません。しかし、我慢できない痛みがあると、十分に筋肉を鍛えることができません。

効果のある筋トレやストレッチをするためにも、注射で痛みを取り除くことはとても大切なのです。

ひざの痛みを取るのに使われるのが、「ヒアルロン酸」の注射です。軟骨の成分であるヒアルロン酸は、「サプリメント（健康補助食品）」としても販売されています。しかし、口から摂取しても胃や腸で分解されるので、そのままひざに到達することはありません。

これに対し、注射ならそのままの形でひざの中に入れることができます。ヒアルロン酸には、関節の動きを改善する効果だけでなく、炎症を抑える効果もあります。ですから、ひざの痛みをやわらげるのに役立つのです。

ヒアルロン酸の注射は1週間に1回ずつ打ち、5回（4週間）の治療を1クールとするのが一般的です。ひざに注射を打つと聞くと、「痛そう」「こわい」と思う方もおられるかもしれません。しかし、細い針を付けてもヒアルロン酸が打ちやすい注射器の開発など、注射の技術は年々進歩しています。

ですから、昔打った注射が痛かったからといって、どうかこわがらないで下さい。

ひざの注射は、仰向けになってひざの外側から注射を打つのが一般的です。しかし、私の研究では、ひざのお皿がゴツゴツしてきて、トゲのような骨（骨棘）が出てきた場合には、仰向けになってひざを少し曲げた状態で、ひざの前の内側寄りのところから注射を打つほうが、注射液が関節の外に漏れる確率は低いという結果が出ました。*15

この方法には、もう1つメリットがあります。変形性ひざ関節症の患者さんはひざの内側を痛がる人が多いので、そこに打つ注射は効くような感じがして、患者さんに理解してもらいやすいのです。ですから私は、ヒアルロン酸の注射はできるだけ、ひざの前の内側寄りのところから打つようにしています【図4-8上】。

ひざの内側に打つヒアルロン酸注射

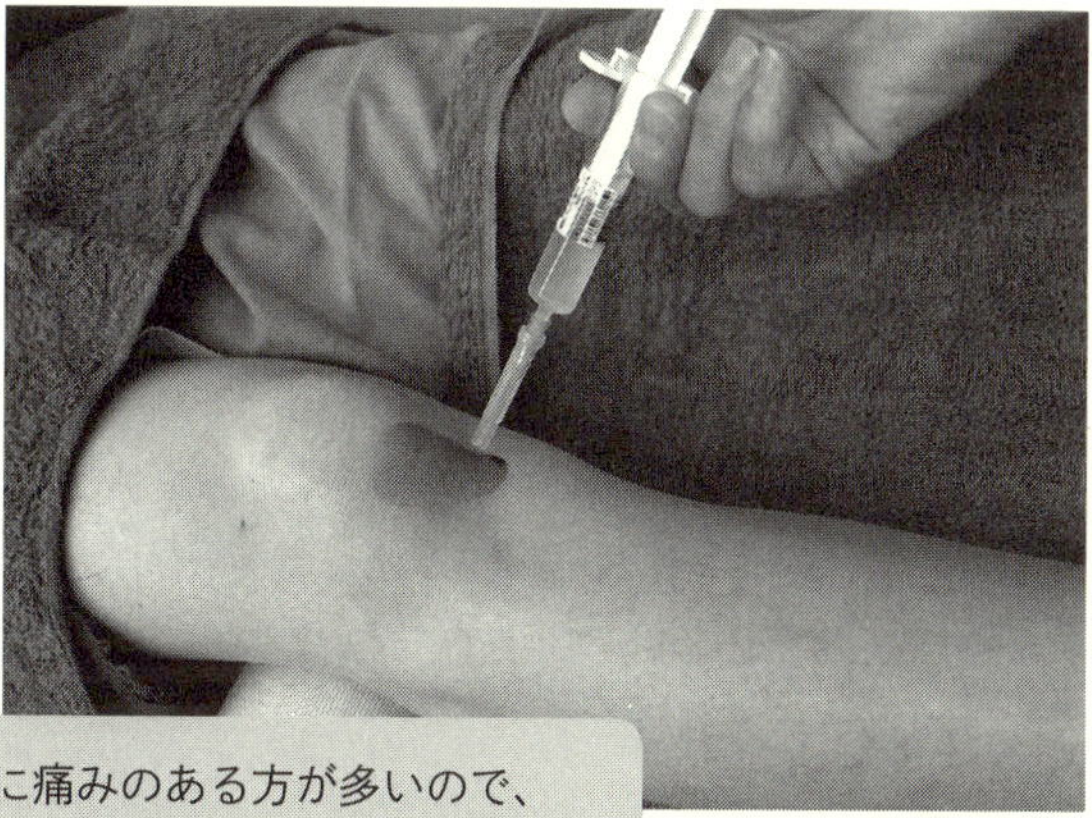

ひざの内側に痛みのある方が多いので、
内側に打つほうが理解していただきやすい

腰のトリガーポイント注射

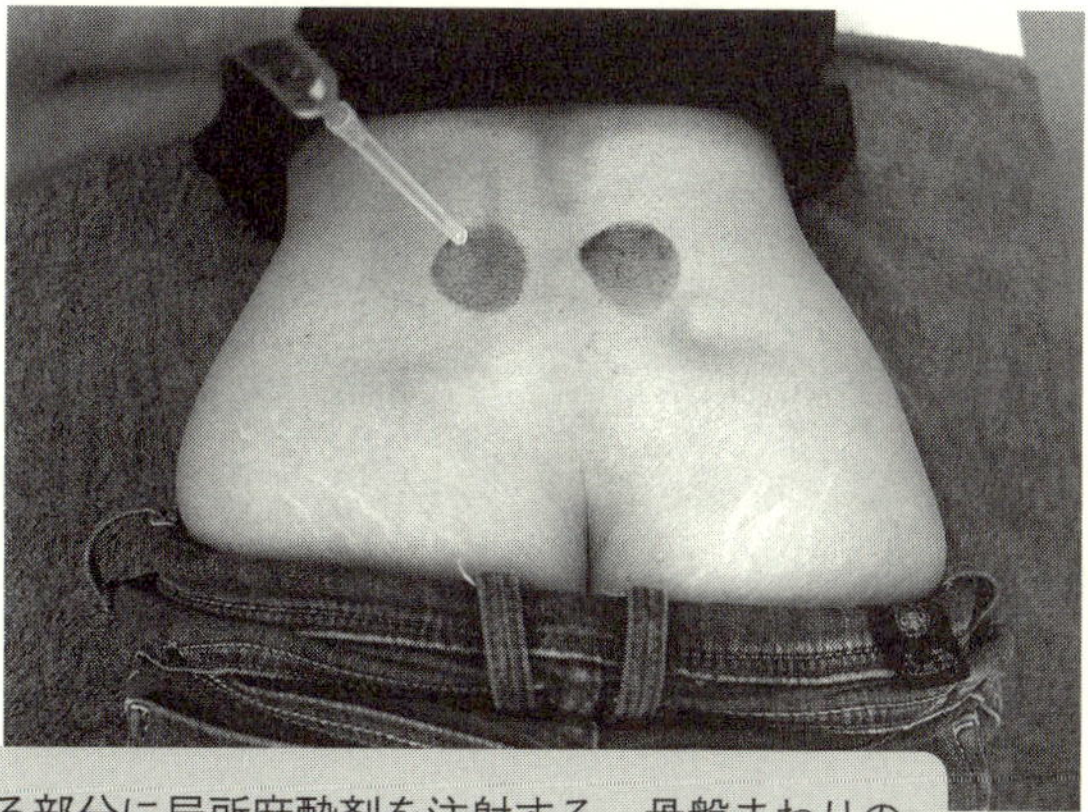

痛みを感じる部分に局所麻酔剤を注射する。骨盤まわりの
筋肉のストレッチと並行することで、より腰への負担が減る

図4-8

次に、腰痛の悪循環を断ち切るのに役立つのが、「トリガーポイント注射」です。筋肉を押したときに痛みを感じる部分をトリガーポイントと言います。そこに局所麻酔剤を注射するのが、この治療法です【図4-8下】。

歯医者さんが歯の治療に使う麻酔注射は2～4時間しか持ちません。しかし、トリガーポイント注射は、神経を一時的にまひさせるだけでなく、前述の「痛みの悪循環」を断ち切ることで、数日から2週間は効果が持続します。

その間に骨盤の周りの筋肉をストレッチすれば、痛みの原因になっていた筋肉の硬直をほぐすことができ、前かがみになった時に腰の筋肉にかかる負担を減らすことができます。

ひざのヒアルロン酸注射も同様ですが、注射で痛みがやわらいでいるときこそが、筋トレやストレッチを行うチャンスなのです。筋肉が強くなって、軟らかくなれば、痛みも少なくなるはずです。ぜひ痛みの悪循環を断ち切るよう心がけてください。

サポーターは「円筒型」ではなく「巻く型」を

最後に、ひざのサポーターの重要性についても書いておきます。

毎日診療をしていると、「ひざを冷やさないため」という理由で多くの患者さんが「円筒状の布」を靴下のようにひざに履いています。多くの日本人が、この円筒状の布を「サポーター」と呼んでいます【図4-9上】。

しかしこれは、サポーターのようでサポーターにあらず。専門家から見ると「サポーターもどき」とでも言うべき代物《しろもの》です。

この円筒状の布は保温には役立つかもしれません。しかし、サポーターの本来の目的は保温ではありません。ひざを締めつけることによって、ひざにある感覚レーダー（固有知覚）を鋭敏にすることにあるのです。

円筒形の「サポーターもどき」

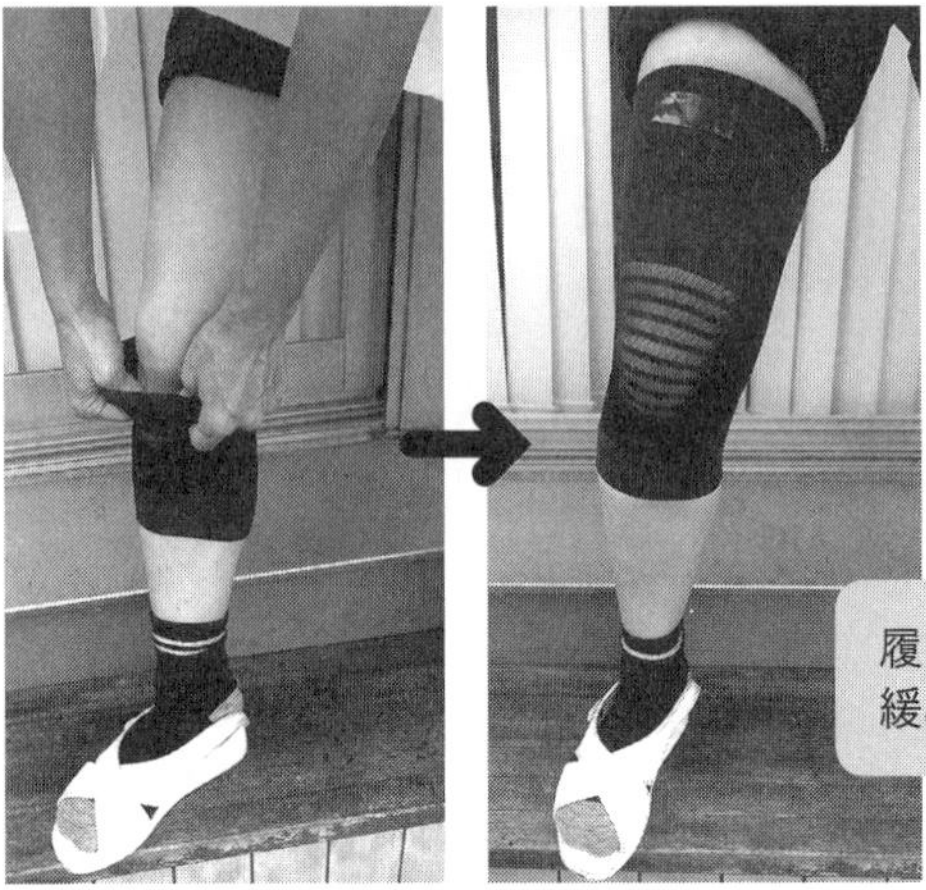

履く型では時間とともに
緩みと慣れが起こる

効果的な「巻く型」のサポーター

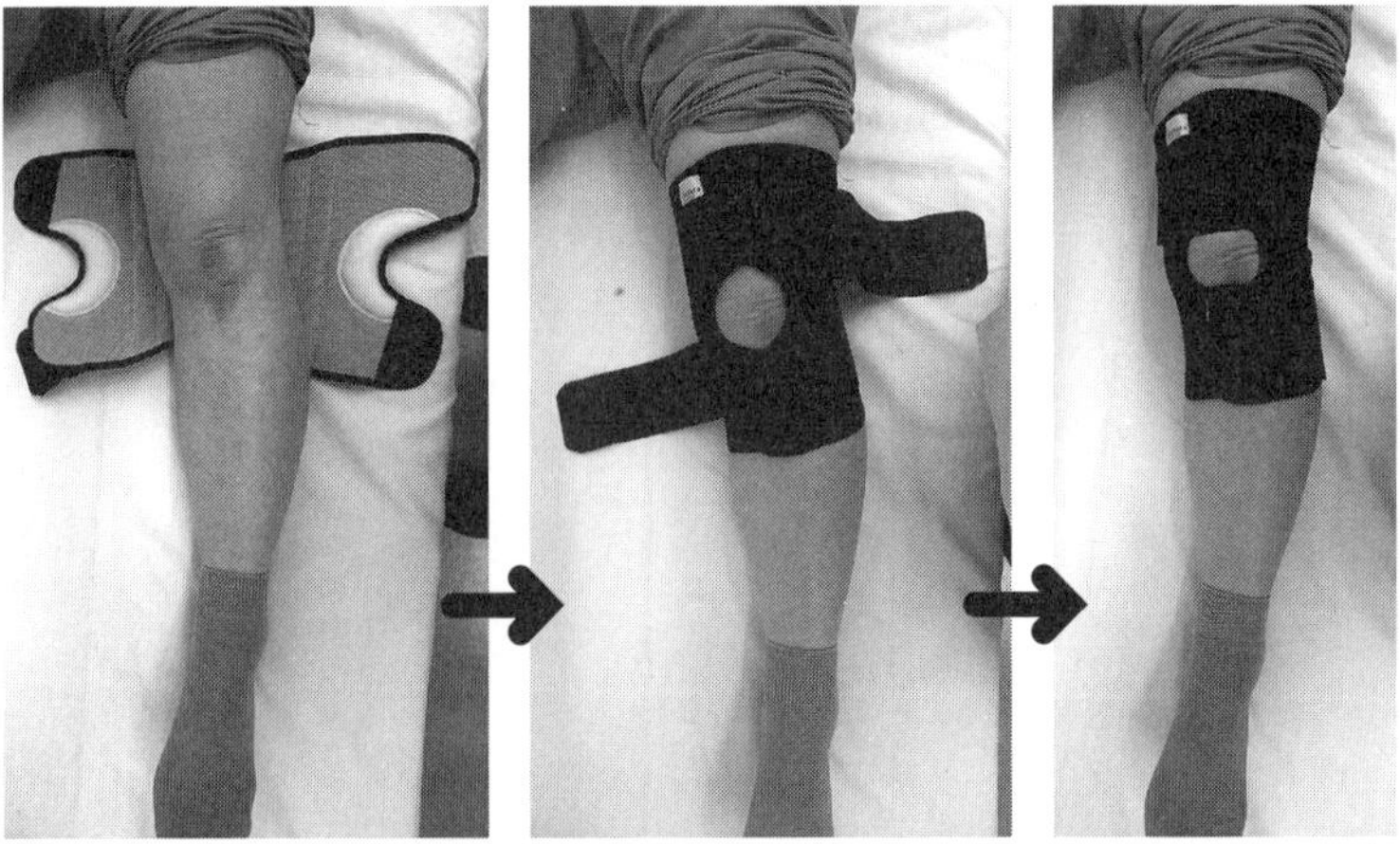

巻く型なら面テープで着けるたびにきつく巻けるので、固有知覚が敏感になる

図4-9

固有知覚とは、目で見なくてもひざを適度に曲げたり、伸ばしたりできる感覚のことです。たとえば、階段を昇る時にいちいち段差を見なくても、多くの人は適切な角度にひざを曲げ、次の段に足をかけることができます。これが固有知覚です。

固有知覚を鋭敏にするためには、「円筒型」のサポーターよりも、「巻く型」のサポーターの方が効果的なことがわかっています。

円筒型では初めはきつく感じても、サポーター本体の繊維がゆるむことと体が慣れることで、時間とともに締め付けられる感覚が弱くなっていきます。しかし、巻く型では着けるたびに面テープの位置を少しきつく調整することで、締め付けられる感覚を持続できます。【図4-9下】。

このため、スポーツ選手の多くが試合中に、巻く型のサポーターを着けています。サポーターを巻くとひざを意識するようになるので、ひざの周りの筋肉をうまく使うことができ、痛みが出る横揺れや前後への揺れが少なくなってくるからです。

私の研究でも、27人の変形性ひざ関節症患者さんに重心動揺計に乗ってもらい、30秒間でどれだけ重心が動いたかを測ってみたところ、巻く型のサポーターを着ける前に比べて着けた後では、動いた距離が平均12・1%も減っていました。[*16]

ですから、ひざに痛みのある人がラジオ体操をする際には、ひざの痛みが出る横揺れや前後への揺れを防止するために、スポーツ選手と同じように巻く型のサポーターを着けることをおすすめします。そうすればひざが安定して、痛みの悪化も防ぐことができます。

ここまでのおさらいとして、ひざ、腰を守るための方法を簡単にまとめておきます。

①家庭用の体重計を使って、ひざを伸ばす筋力を定期的に測定する。
②ひざの裏に枕などを置き、80％の力で押す筋力トレーニングを行う。
③壁の隅にお尻をつけて上下させる足先内向きコーナースクワットを行う。
④骨盤まわりの筋肉を柔らかくするストレッチを行う。
⑤ヒアルロン酸注射やトリガーポイント注射で痛みの悪循環を断ち切る。
⑥ラジオ体操など体を動かすときには、巻く型のサポーターを活用する。

ラジオ体操という習慣は万能ではありません。

真の「健康」を維持するためにも、自分の体に合った運動を、みなさんにお考えいただければ幸いです。

本書に記したトレーニングを毎日実践していただくことで、1人でも多くの方が、最後まで自分の脚で歩ける人生を送られることを祈っています。

みなさんの体験談

ラジオ体操は週1、2回にとどめています

M・Mさん（大阪府吹田市・64歳女性）

昨年、次女から誕生日プレゼントとしてDVDつきのラジオ体操の本をプレゼントされたのがうれしくて、最初は毎日ラジオ体操をしていました。でも、ひざが痛くてジャンプできませんし、片脚に体重を置くこともできません。それで最近は毎日はやっておらず、週に1、2回程度にとどめています。ひざが痛くなかったら続けていたかもしれませんが。

最初に左ひざが痛くなったのは、5年ほど前のことです。その当時住んでいた家が坂の上にあり、引っ越し用の重い荷物を持って、上り下りしたのが悪かったと思います。車を降りたときに脚に力が入らず、ひざが崩れるように折れました。

こわくなって救急病院で診てもらった後、整形外科の専門病院に行くように言われ、そこで半月板が痛んでいると診断されました。手術するように言われたのですが、しばらくして痛くなくなったので、電気をかけたり、湿布やマッサージをして、しのいでいました。しかし、左ひざをかばうように歩いていたら、今度は右ひざが痛くなったんです。

ひざが悪いと、いろんなことができなくなります。台所に立つのがつらくて、キャスターつきの椅子を使っていました。階段の昇り降りもできません。ひざが悪くない人にはわからないかもしれませんが、とくに下りがつらいので、外出したときはどこへ行っても下りのエスカレーターを探していました。

家でも毎朝晩、近所の整形外科で教えてもらったひざのマッサージをしていたのですが、一向によくなりませんでした。戸田先生のクリニックに通い出したのは、2014年9月のことです。娘が戸田先生の本を本屋さんで見つけて、教えてくれました。

戸田先生からは、ひざの下にバスタオルを巻いたものを置いて、ぎゅっと押す筋力トレーニングを指導していただきました。最初はあまり押せなくて、「もっと押してください」と言われました。毎日、お風呂上がりに筋トレをやって、ひざのスジのマッサージも30回しています。

実は、少し前に筋トレができない時期がありました。2014年8月に広島に住む長女が出産したときです。娘夫婦の家に泊まり込んでお手伝いをしたのですが、その間、3歳の上の孫（男の子）の面倒を見るのに忙しくて、筋トレできなかったんです。

それで筋力が落ちたのでしょう。トイレやお風呂に入れるのに抱っこばかりしていたら、ひざや腰が痛くなりました。娘が来ようが孫が来ようが、やっぱり筋トレは毎日しないとダメですね。

続けるには、毎日の生活のスケジュールに組み込んで、習慣にするのが一番です。私はお風呂上がりに、化粧水をつける合間にしています。それから、落ち込まないようにすることも大切です。ひざが痛いと引きこもりがちになりますが、買い物や散歩をすれば、痛いけど気がまぎれます。気持ちを前向きにするのが、ひざにも心にも一番の薬だと私は思います。

みなさんの体験談

ひざの痛みは自分で治すという気持ちが大切です

T・Sさん（大阪市旭区・72歳）

ラジオ体操は58歳ぐらいから続けています。歩くとき転ばないようにするには体が軟らかくないといけないと思って始めました。掃除洗濯など、午前中の家事をすべて終えてからラジオ体操のDVDをかけて、第一と第二、それから椅子に座るバージョンまで、毎日欠かさずやっています。

でも、ラジオ体操のジャンプはしていません。ジャンプしながら脚を開いたり閉じたりすると、跳んだ拍子にひざの軟骨どうしがぶつかって、どうかなるんじゃないかと思ってこわいんです。ですから、跳躍のある運動のときには、そろりと脚を動かして、足踏みをしたりしています。

ＤＶＤのラジオ体操を全部まじめにすると37分かかり、汗をかくので全身運動をしている感じがします。とはいえ、どちらかというと上半身の動作が多く、太ももを鍛える運動が少ないので、ひざに効くわけではありません。ですから、ラジオ体操をしていても、筋トレやストレッチはしたほうがいいと思います。

私の右ひざが悪くなったのは、中学2年生の頃からです。走り幅跳びをしたときに右ひざを痛めて、太ももから足の先まで2ヵ月ギブスをはめるケガをしました。高校を卒業するまで病院に通い、時々太い針でひざの水を抜いていましたが、そのせいで正座ができなくなってしまいました。

その後、自然とよくなって、走ることもできるようになったのですが、今度は40歳のときに会社の階段から落ちて、右ひざを強打したんです。見る間に腫れて、湿布だけで治したのですが、それをきっかけにだんだん階段を降りるのが痛くなり、7年ぐらい前からは自転車もこげなくなりました。

なんとか治したいと思い、近所の整形外科に行ったら「半月板を損傷している」と診断され、「これでよく杖なしで歩いていますね。手術をしたら治るかもしれませんが、治らない人もいます」と言われました。でも、私は自分で治したかったので、痛くなったら接骨院でマッサージを受けたりして、しのいでいました。

60代半ばぐらいからは、自分でひざを治そうと思って、ひたすら歩いていました。毎日、自宅から出て、梅田まで地下鉄5駅分ぐらい歩いたら、帰りは地下鉄に乗って戻るコースです。それで2万歩ぐらいになりましたが、歩きすぎだったんですね。駅の階段を降りるときに、ひざが痛くてたまらないこともありました。今思うと、ひざを悪くするために歩いていたようなものでした。

それで、歩くだけではダメだなと思っていたときに本屋さんで出会ったのが、戸田先生の本でした。「ひざの痛みは自分で治す」「ヒアルロン酸注射で痛みの悪循環を断ち、その間に脚の筋力を鍛える」という戸田先生の考え方が私にぴったりでした。

今は、ウォーキングは2駅分、8千歩ぐらいでやめています。そのかわり、戸田先生の本を見ながら、自分で筋トレするようになりました。

壁にもたれてひざを曲げるスクワット、30㎝の足踏み台を後ろ向きに降りる運動、椅子に座って脚を上げる筋トレ、ボールを両足首で挟んで上げ下げする運動、腰の上下運動などをやっています。みっちり1時間かかりますが、しんどい日やひざが痛い日は回数を減らすなど加減をして、自分の調子に合わせて無理なく続けています。

戸田先生のクリニックに通い、筋トレを始めて3ヵ月目ぐらいで、こげなかった自転車に乗れるようになりました。また、私は旅行が好きで、よくツアーに参加するのですが、深くしゃがめないために和式のトイレが使えず困っていました。ひざが痛くて下に置いたものも取りづらかったのですが、今はどちらもできるようになりました。

筋トレのおかげで、駅の階段を降りることもできるようになりました。ひざが悪い人は前向きだとひざが痛いので、後ろ向きになって階段を降りる人が多いんです。私もそうしていたのですが、今は手すりを持てば、前向きに降りることができます。

ひざが痛いと何もできません。脚が動かないから出歩かない。出歩かないから人と接しない。でも、それではよくないので、今はできるだけ外に出るようにしています。月2回、大正琴の教室に通い、老人ホームへ慰問にも行きます。杖をついていたら、お琴の荷物が持てません。だから、それもあって脚を鍛えているんです。

筋肉を鍛えることで、痛みをカバーできると実感しています。だからこそ、ひざの痛みは自分で治そうと思うことが大切です。努力してもできない部分はお医者さんに頼るとしても、自分でできる範囲で最大限努力したいと思っています。

おわりに
——最後まで自分の脚で歩ける生活を送るために

「うさぎ跳び」「運動時の水分補給」「腹筋時の足伸ばし」など、近年になってその効用を否定された「健康運動の常識」はたくさんあります。

それと同じように、88年前（2016年現在）の1928年に起源を持ち、その原型をとどめながら継承されている「ラジオ体操」にも、現代にそぐわない点が出てくるのは当然でしょう。

しかし、日本人の体に刻みこまれたラジオ体操の人気は根強く、私の調べた範囲では、この88年の間にラジオ体操の欠点を指摘した文献は、第3章で紹介した髙橋秀美さんの『素晴らしきラジオ体操』だけでした。その髙橋さんの本でさえ、書名上はラジオ体操を「称賛」する形になってます。

だから『ラジオ体操は65歳以上には向かない』という書名を担当編集者から提案されたとき、私は躊躇しました。しかし、「広く普及し、信じられている題材を科学的に検証する」という試みが、医学を進歩させる原動力になってきたことも事実です。そう考え直して、本書の方向性を明らかにするためにも、この書名を選ぶことに決めました。

本書を執筆するにあたって、私は、「ラジオ体操の欠点を指摘するだけではなく、その欠点を補足する建設的な筋トレやストレッチを紹介すること」を心がけました。

第1章でラジオ体操のジャンプがひざに、前屈姿勢が腰椎に負担をかけるという欠点を指摘しました。ですがそれにとどまらず、第4章では自分が過去に行った研究のデータに基づいて、ジャンプでひざに負担をかけないための筋トレや、前屈姿勢で腰椎に負担をかけないためのストレッチを、ラジオ体操に補足するべきだと提言しました。

厚生労働省が行った2013年度の「国民生活基礎調査」の結果では、介護保険の「要支援」になる原因は、変形性ひざ関節症などの関節疾患が全体の20・7%と最多でした。[*1]

第3章で紹介したように、ラジオ体操を継続すれば、血圧を下げ、血行をよくし、精神的健康を増進させる可能性があります。しかし、ラジオ体操だけでは変形性ひざ関節症などの関節疾患は予防できません。

高齢者の方々がもっと脚の筋トレを行えば、最後まで自分の脚で歩ける方が増え、結果的に要支援者の割合が減り、介護保険制度の破綻という最悪の事態を防ぐ可能性もあると私は信じています。そのことを伝えるために本書を上梓しました。

最後までお読みいただき、誠にありがとうございました。

2016年2月　戸田佳孝

注釈1　統計学では、2つの集団の年齢、性別などの構成比や、治療効果の違いなどを特定の数式を用いて比較し、95％以上の確率で「2つの集団で違う」と言える場合、「有意な」差があると書きます。この本では普段の生活で馴染みのない〝有意な〟という言葉を、〝明白な〟、〝明らかな〟という言葉に言い換えて表現しています。

注釈2　3集団は次のように定義して分類しました。①厚生労働省の「国民健康・栄養調査」の定義にしたがって、[*1]週2回以上運動しており、持続時間が30分以上で、継続期間が1年以上の人を「運動習慣あり」とし、この3条件に1つ以上当てはまらない54人を「運動習慣のない集団」に分類 ②「ラジオ体操を毎日する」と答えた31人と「時々する」と答えた21人の中で、「ラジオ体操と歩くこと（ウォーキング）」を合わせれば、週2回以上、持続時間が30分以上、継続1年以上になるが、それ以外は何も運動をしていない」と答えた38人を「ラジオ体操＋ウォーキング集団」に分類 ③椅子に座ってひざを伸ばす大腿四頭筋訓練【図1―15】やスポーツクラブでのトレーニング、プール歩行などを合わせれば、「週2回以上、持続時間が30分以上、継続1年以上行っている」と答えた38人を「脚の筋トレ集団」に分類。これら3集団の間で、年齢や男女の比率には統計学的に明白な差はありませんでした。なお、テニスや卓球などのスポーツで運動習慣のある人やラジオ体操と筋トレの両方で運動習慣のある人はこの調査から除外しました。

注釈3　変形性ひざ関節症による日常生活の困難度を評価する方法として、私はフランスのリキーネ先生が考案した質問表を使っています。[*第4章6] この質問表は、以下の10項目の日常動作でひざの痛みを評価しています。①ひざを伸ばして寝ている時 ②朝、目が覚めた時 ③30分以上立った時 ④歩き出した時 ⑤椅子から立ち上がる時 ⑥10分以上歩く時 ⑦階段を上がる時 ⑧階段を下る時 ⑨しゃがみこむ時 ⑩凸凹を歩く時。

注釈4

51人の変形性ひざ関節症の患者さんすべてに基本の治療として毎週1回のヒアルロン酸注射を4週間続けました。そのうち、26人には80%の力で枕を押さえつける筋トレを指導して「筋トレあり集団」とし、25人には筋トレを指導せず「筋トレなし集団」としました。[*第4章7] その結果、リキーネ重症度指数で評価した「ひざを伸ばして寝る時の痛み」について、筋トレなし集団では治療前に「痛みがある」と答えた18人のうち、4週間の治療後「痛みがなくなった」と回答した人は44・4%（8人）でした。一方、筋トレあり集団では、治療前に「痛みがある」と答えた17人のうち、「痛みがなくなった」と回答したのは82・4%（14人）でした。このひざを伸ばして寝ている時の痛みの改善率に関しては、両集団の間で統計学的に明白な差がありました。しかし、前述のリキーネ重症度指数のうち、他の9項目については、二つの集団で統計学的に明白な差はありませんでした。

注釈5

113人の変形性ひざ関節症の患者さんすべてに基本の治療として毎週1回ヒアルロン酸注射を4週間打ち、57人には足先内向きコーナースクワットを指導、56人にはスクワットを指導せず、その効果を比較しました。その結果、椅子から立ち上がる時の痛みについて、スクワットなし集団では治療前に「痛みがある」と回答した35人のうち、4週間の治療後12人（34・2％）が「痛みがなくなった」と回答しました。一方、スクワットあり集団では、治療前に「痛みがある」と答えた30人のうち18人（60・0％）が「痛みがなくなった」と回答しました。この両集団の改善率には、統計学的に明白な差がありました。なお、リキーネ重症度指数10項目のうち他の9項目の改善率に関しては、両集団で統計学的に明白な差はありませんでした。[＊第4章10]

注釈6

基本の治療として33人全員に、背筋へのトリガーポイント注射を1週間ごとに行いました。そのうえで、33人中17人には骨盤まわりの筋肉ストレッチを指導、残りの16人にはストレッチを指導しませんでした。治療前後の成績を測定するために用いたのは、腰痛によってどれだけ生活の質（ＱＯＬ）が障害されているかを評価する「ローランド・モーリスの障害質問表」です。[※2]この質問表は以下のような24項目から構成されています。①外出が困難 ②何度も寝返りを打つ ③歩くスピードが遅い ④散歩ができない ⑤起き上がりが困難 ⑥臥床することが多い ⑦つかまり立ちをする ⑧他人に用事を頼む ⑨着替えに時間がかかる ⑩30分以上立位不能 ⑪立位での前屈が不能 ⑫立ち上りが困難 ⑬一日中腰痛がある ⑭振り返り動作不能 ⑮食欲がない ⑯靴下を履くのが困難 ⑰15分歩行不能 ⑱睡眠不足 ⑲着替えに手伝い必要 ⑳立ち仕事不能 ㉑力作業は避けている ㉒機嫌が悪くなる ㉓階段昇降が困難 ㉔朝の起床が困難。 この24項目について、治療前に当てはまった項目の数が、2週間の治療後に何項目減ったか（改善したか）を両集団の間で比較しました。

注釈7

この本では、私が過去に実施した臨床研究のデータをいくつか紹介しています。これらの説明を読んで、「筋トレ『指導あり集団』と『指導なし集団』に分けるなんて、患者を実験台に使っているのか」と疑問を持たれた方がおられるかもしれません。でも、ご安心ください。指導なし集団に振り分けた患者さんにも一般的な治療は行っていますし、4週間の観察期間後には筋トレを指導しています。筋トレは薬や手術と違って、4週間開始が遅れても患者さんの病状が悪化したり、手遅れになったりする不利益はほとんどありません。このように「治療（指導）あり群」と「治療（指導）なし群」とに患者を振り分けて、治療の効果を確かめる研究を、医学的には「比較試験（または介入試験）」と言います。筋トレやストレッチに本当に効果があるかどうかは、これらを行わなかった患者さんたちの結果と比較しなければ確かめられません。むしろ、こうした研究を実施せずに「効果がある」という思い込みだけで治療（指導）するのはよくないのです。なぜなら、もし筋トレやストレッチに効果がなかったとしたら、患者さんによかれと思ってしたことが、逆に不利益をもたらすことになりかねないからです。ですから私は医師として、こうした臨床研究の結果に基づいた治療や指導をすることを大切にしています。患者さん方にもその重要性を説明し、ご理解をいただいたうえで、臨床研究にご協力をいただいています。

第3章

1　髙橋秀実：『素晴らしきラジオ体操』草思社文庫 2013年　※単行本初版：1998年 小学館

2　神奈川県立保健福祉大学高齢期健康支援研究会：高齢者福祉施設におけるラジオ体操の普及状況等調査 2008年

第4章

1　戸田佳孝：日関外誌. 22：3 2003年

2　縄田厚：運動、物理療法. 19：279-284 2008年

3　戸田佳孝：臨床整形外科. 48：67-71 2013年

4　戸田佳孝：日本医事新報. 463：37-39 2013年

5　戸田佳孝：整形外科. 66：101-104 2015年

6　Lequesne MG：Scand J Rheumatol. 65：85-89 1987年

7　戸田佳孝：整形・災害外科. 57：1761-1766 2014年

8　渡會公治：Modern Physician. 30：486-491 2010年

9　蒲田和芳：ヘルスプロモーション理学療法研究. 3：15-19 2013年

10　戸田佳孝：Loco Cure. 1：147-149 2015年

11　伊藤邦成：『整形外科医が教える元気な体の作り方』幻冬舎 2012年

12　宗田大：『痛みとりストレッチ』青春出版社 2013年

13　戸田佳孝：『腰痛はヤンキー座りで治る』マキノ出版 2015年

14　戸田佳孝：臨床整形外科. 50：579-584 2015年

15　Toda Y：Osteoarthritis Cartilage. 16：980-985 2008年

16　戸田佳孝：整形外科. 61：57-61 2010年

おわりに

1　厚生労働省：各種統計調査 http://www.mhlw.go.jp/toukei_hakusho/toukei/index.html

巻末注釈

1『国民健康・栄養の現状―平成22年厚生労働省国民健康・栄養調査報告より―』第一出版

2　Roland M: Spine. 8：141-144 1983年

参考文献

(※本文中に付した「＊(番号)」が本欄番号にあたる)

はじめに

1 伊藤由美子：体力・栄養・免疫学雑誌. 14：50-60 2004年

2 吉村典子：日整会誌. 81：17-21 2007年

3 戸田佳孝：『ひざ痛の97%は手術なしで治せる』マキノ出版 2014年

4 福永哲夫：『加齢とトレーニング』0章 朝倉書店 1999年

第1章

1 総務省統計局：統計トピックス No.84 統計からみた我が国の高齢者（65歳以上）http://www.stat.go.jp/data/topics/topi840.htm

2 かんぽ生命ホームページ「ラジオ体操の動きの解説」http://www.jp-life.japanpost.jp/aboutus/csr/radio/abt_csr_rdo_guide.html

3 井野拓実：理学療法. 31：829-839 2014年

4 近藤和夫：北海道理学療法. 6：49-52 1989年

5 山副孝文：Orthopaedics. 21：31-40 2008年

6 戸田佳孝：『カラー版9割のひざの痛みは自分で治せる』KADOKAWA 2013年

7 Kellgren JH: Ann rheum Dis. 16：494-502 1957年

8 大森豪：The BONE. 23：27-30 2009年

9 戸田佳孝：「ラジオ体操に含まれる跳躍動作ができない変形性膝関節症患者の特徴」整形外科（2016年掲載受理）

10 戸田クリニックHP：ラジオ体操。ジャンプしているつもりが爪先は浮いていない http://toda-hiza-seikei.com/ 2015年

11 木村みさか：体力科学. 40：455-464 1991年

12 戸田佳孝：日医雑誌. 131巻 947-952 2004年

第2章

1 神奈川県立保健福祉大学健康サポート研究会：ラジオ体操が身体機能に与える影響についての調査研究 2009年

2 村瀬訓生：血圧. 19：382-387 2012年

3 長門五城：日本RAのリハビリ研究会誌. 25：91-94 2011年

4 NPO法人全国ラジオ体操連盟：『ラジオ体操 みんなの体操 理論と実践』2011年

5 ロビン・マッケンジー（石井征輝・訳）：『肩の痛み・四十肩改善マニュアル』実業之日本社 2011年

6 秋間広：『加齢とトレーニング』1章 朝倉書店 1999年

7 金久博昭：『加齢とトレーニング』3章 朝倉書店 1999年

戸田佳孝　とだ・よしたか
医学博士　戸田リウマチ科クリニック院長

1960年大阪府生まれ。86年、関西医科大学卒業。91年、英国王立整形外科病院留学。97年、米国タフツ大学に招聘研究員として留学。98年、大阪府吹田市に戸田リウマチ科クリニックを開院。開業後も手術をしない整形外科の治療法を研究し続けている。2004年、足底板の研究で開業医としては史上唯一の日本整形外科学会奨励賞受賞。12年から『ホンマでっか!? TV』『駆け込みドクター！』などのテレビ番組に出演。15年より大和大学整形外科非常勤講師。著作に『9割のひざの痛みは自分で治せる』(KADOKAWA)、『ひざ痛の97%は手術なしで治せる』(マキノ出版)などがある。

ラジオ体操は65歳以上には向かない

2016年3月1日　第1版第1刷発行

著　者　戸田佳孝

発行人　岡 聡
編　集　村上 清
発行所　株式会社太田出版
〒160-8571
東京都新宿区愛住町22　第3山田ビル4F
電話03(3359)6262
振替00120-6-162166
ホームページhttp://www.ohtabooks.com

構　成　鳥集 徹
イラストレーション　川野郁代
ブックデザイン　Malpu Design(清水良洋＋佐野佳子)

印刷・製本　株式会社シナノ

ISBN978-4-7783-1505-4　C0030